38

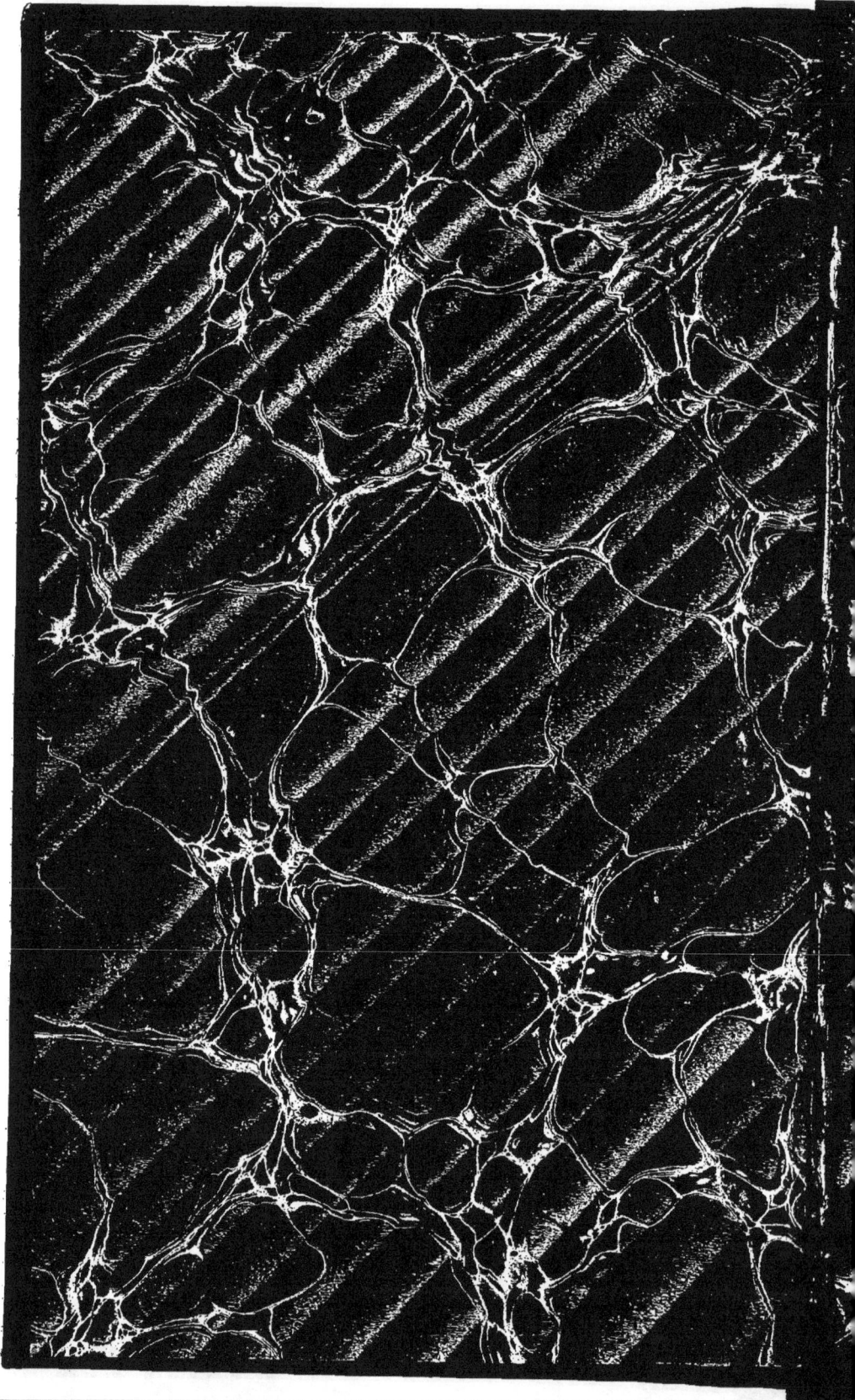

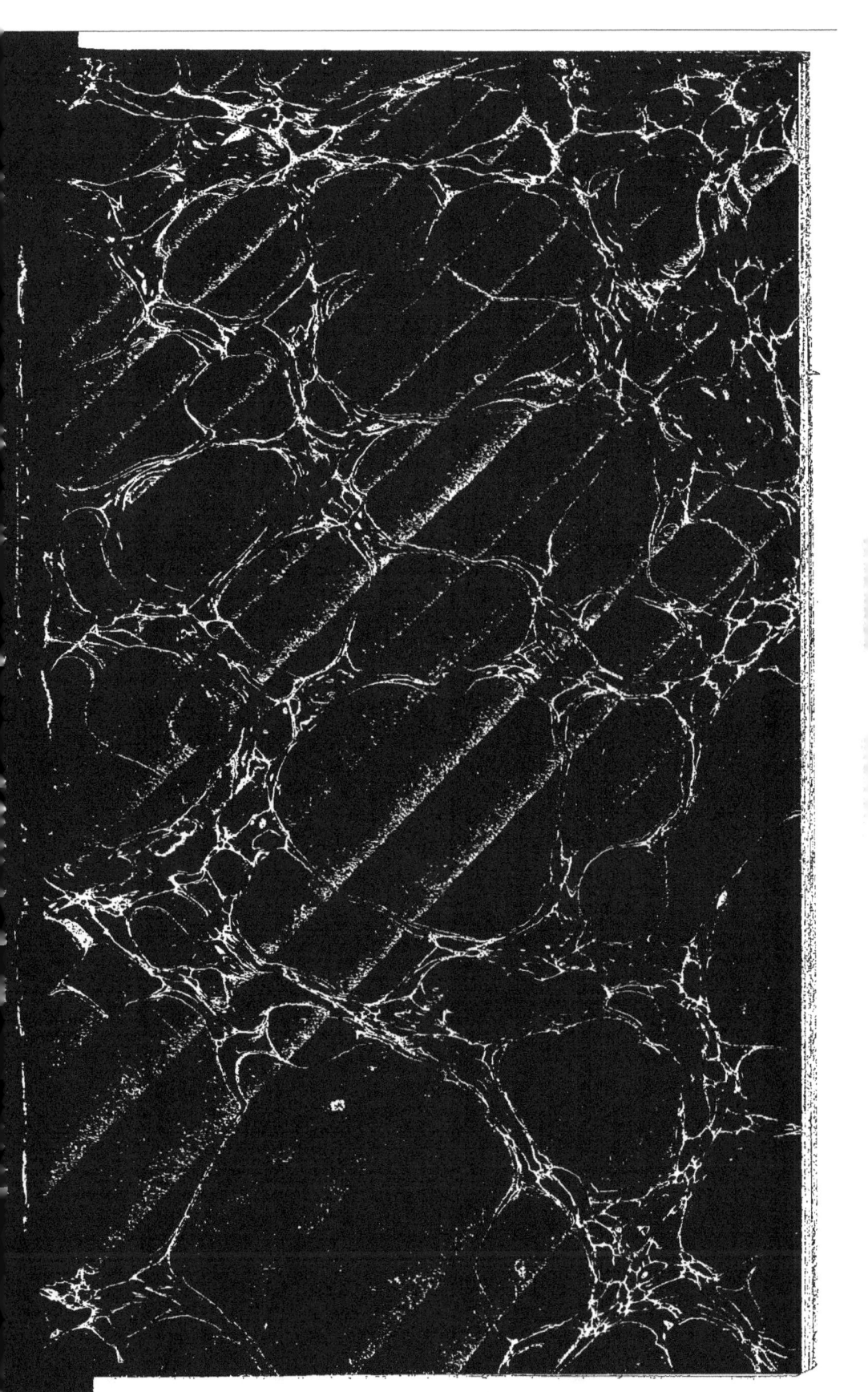

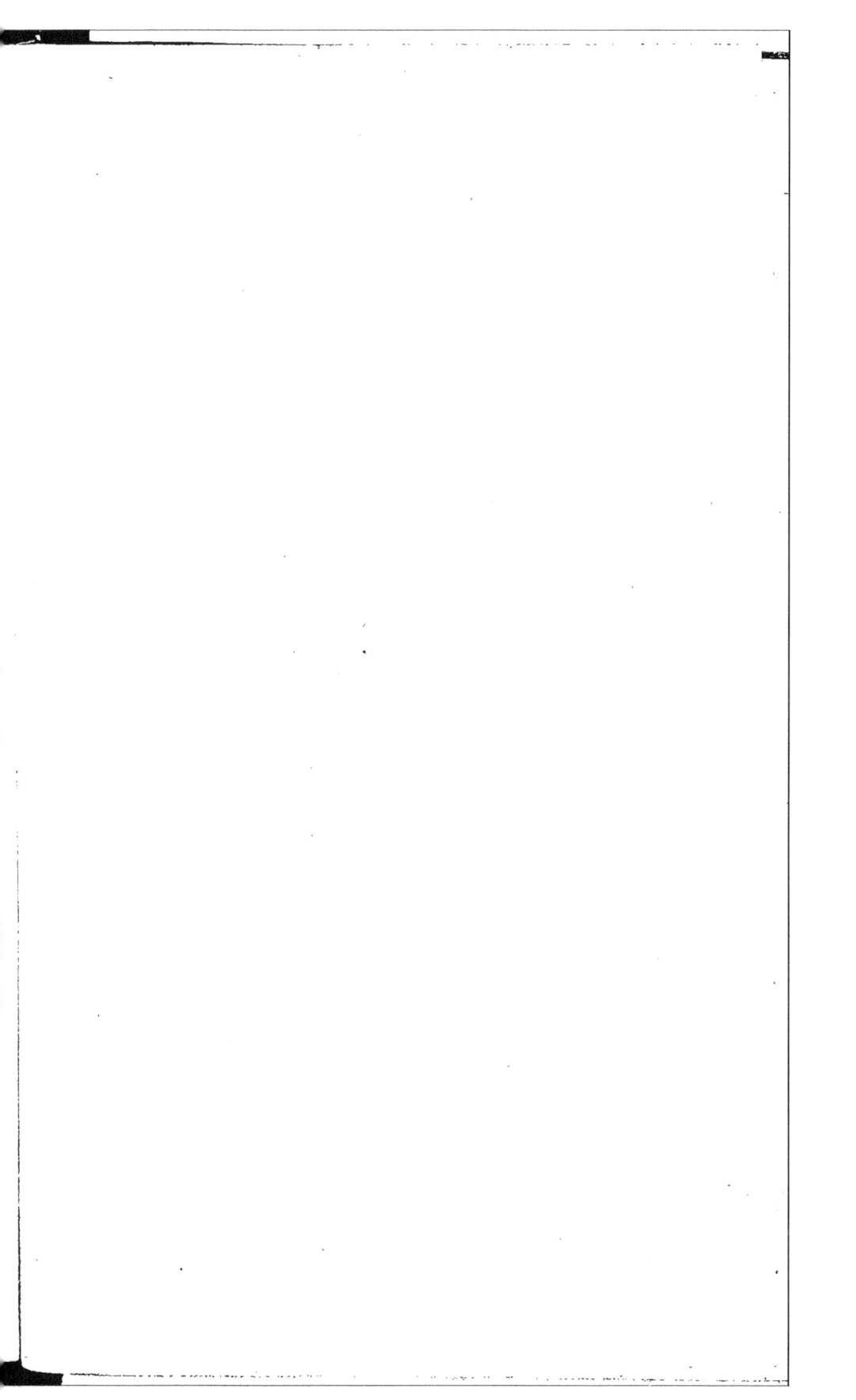

ESSAI

SUR

LE GAZ AZOTE ATMOSPHÉRIQUE,

CONSIDÉRÉ DANS SES RAPPORTS

AVEC L'EXISTENCE DES ANIMAUX,

Lu à la 1re. Classe de l'Institut de France, le 31 octobre 1814.

PAR THOMAS DAGOUMER.

SUIVI

DU RAPPORT DES COMMISSAIRES NOMMÉS PAR L'INSTITUT.

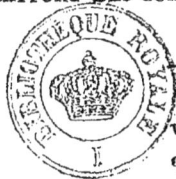

Per nutritionem augetur corpus animalis vel conservatur: porrò, ut sit nutritio, requiritur suppellex partium organicarum.

GUILL DAGOUMER, philos. t. 5. p. 487.

A PARIS,

CHEZ { LATOUR, LIBRAIRE, AU PALAIS-ROYAL, 2e COUR.
DELAUNAY, LIBRAIRE, GALERIE DE BOIS.
PÉLISSIER, LIBRAIRE, 1re COUR.

1816.

De l'Impr. de CHARLES, rue Dauphine, n° 36.

INTRODUCTION.

Un fait qui décèle l'emploi d'une substance répandue dans l'atmosphère avec la plus étonnante profusion, et qui donne les moyens de reconnaître dans cette profusion apparente, une sage économie de la nature fondée sur l'un des premiers besoins des animaux : un fait qui rend raison de l'existence des herbivores, et dont l'application à l'étude de l'homme physique promet des documens nouveaux sur plusieurs phénomènes dépendant soit de l'état de santé, soit de l'état de maladie : un fait enfin qui semble compléter l'histoire de l'air dans ses rapports avec l'animalité : un tel fait, dis-je, mûrement examiné en lui-même et dans ses conséquences, m'a paru digne d'être proposé aux Naturalistes en général, et particulièrement aux Médecins.

a

Pour mettre ce fait dans tout son jour
j'avais formé le dessein de tirer les preuves
qui m'étaient nécessaires de deux sources
différentes, savoir : de l'observation et des
expériences particulières. Ce dernier moyen
m'a paru inadmissible à raison des difficultés
sans nombre que son emploi entraîne lorsqu'il
est praticable, et il ne l'est pas toujours à l'é-
gard des animaux vivans. La nature de ces
êtres se refuse souvent aux expériences dont
on pourrait obtenir des résultats concluans,
et celles qu'on peut faire, sont rarement dé-
cisives et fréquemment suspectes. J'ai dû re-
noncer à ce genre de secours.

Les animaux vivans pouvant être considérés comme des laboratoires animés, dans
lesquels la matière est continuellement en
expériences, l'observation offrait un moyen
d'étudier la marche de ce beau travail, de
suivre ses progrès, de connaître ses princi-
paux résultats. Je m'en suis servi avec confiance : la médecine et la philosophie leur
doivent ce qu'elles ont de plus certain et de

plus général. S'il était nécessaire de fixer la hauteur à laquelle l'observation peut atteindre en médecine, et surtout de faire valoir du côté de l'utilité les avantages qu'elle a sur l'art d'expérimenter, je rappellerais, avec Bordeu, qu'Hippocrate, guidé par elle, s'éleva, s'il est permis de le dire, jusqu'à la main du créateur qui pousse à leur fin tous les mouvemens de l'économie animale. Il est assez connu qu'Hérophile et Erasistrate, ces deux fameux expérimentateurs de l'antiquité, en fouillant courageusement dans les entrailles des criminels livrés vifs au fer de leur scalpel, n'ont laissé à la postérité que l'exemple unique d'une curiosité aussi vaine que barbare (1).

Si j'avais encore à faire voir que l'observation peut devancer l'art d'expérimenter dans

---

(1) Dans les temps modernes, et particulièrement de nos jours, on a substitué aux hommes les animaux vivans : je me permettrai une réflexion. Est-il bien prouvé que ces expériences sanglantes, qui endurcissent nécessairement le cœur, ne faussent pas en même temps le jugement ? je reviendrai sur cette question.

les choses qui semblent lui appartenir spé-
cialement, Newton m'en présenterait la
preuve. On sait que ce grand homme an-
nonçait affirmativement la combustibilité du
diamant dans un temps où tous les efforts de
la physique expérimentale déposaient contre
une propriété d'ailleurs très-peu vraisembla-
ble. Deux siècles se sont écoulés, avant que
l'art d'expérimenter ait pu se mettre au niveau
de l'art de conjecturer.

J'AI cru nécessaire de donner ces explica-
cations, ou plutôt des raisons particulières
m'y ont forcé; mais il serait déplacé d'insister
davantage sur ce point. Il ne s'agit pas ici de
décider si, dans l'étude de la nature, l'observation est préférable ou non aux expériences :
tous les moyens sont bons ou mauvais, suivant l'usage qu'on en fait : l'emploi seul dé-
cide. Le point important que j'ai soumis aux
lumières des savans, est de savoir si le fait
que j'ai annoncé est fondé ou non; s'il est
réel ou s'il n'est qu'imaginaire.

QUELQUE puisse être leur jugement,

cet Essai aura au moins l'avantage d'avoir
éveillé l'attention des Médecins et des Naturalistes, et de l'avoir tourné vers une partie
de l'air presqu'entièrement négligée dans ses
rapports avec l'animalité. S'il est vrai, selon
la remarque des Philosophes, que tout en ce
monde s'accomplit par les moyens les plus
simples et les moins dispendieux, il faut
convenir que les usages attribués jusqu'à ce
jour au gaz azote atmosphérique, ne répon-
dent nullement à la libéralité et à la muni-
ficence avec laquelle la nature l'a répandu
dans l'espace. Une si étonnante dépense in-
dique évidemment un premier besoin, un
besoin général. Voilà ce qui m'a frappé.

C'EST ce premier besoin qui m'a fait conjecturer que l'azote pouvait servir à substanter
la nombreuse famille des herbivores, et peut-
être même l'universalité des animaux. Si j'a-
vais réussi à réaliser cette conjecture, j'aurais doublé, s'il m'est permis de le dire,
l'utilité et l'importance de l'air, et j'aurais

fait à l'égard de l'azote en particulier , ce que
les Physiciens ont fait heureusement et d'une
manière à jamais mémorable **,** par rapport à
l'oxigène de l'atmosphère.

ESSAI

SUR LE GAZ AZOTE ATMOSPHÉRIQUE,

CONSIDÉRÉ DANS SES RAPPORTS

AVEC L'EXISTENCE DES ANIMAUX,

Lu à la Iʳᵉ Classe de l'Institut de France, le 31 oct. 1814.

Si jubes, vadam in agrum et colligam spicas quæ fugerint manus metentium.　　RUTH.

L'AIR considéré comme aliment ne paraît pas moins nécessaire à la vie, qu'il ne l'est comme principe de la respiration : en d'autres termes, le gaz azote de l'air atmosphérique, paraît servir à l'existence animale, autant que le gaz oxigène.

Telle est la proposition que j'essayerai de prouver. Si les preuves que j'apporterai ne peuvent être contestées, le fait qu'elles établissent est fécond en résultats importans; il fournit des applications lumineuses à l'hygiène, et surtout à la médecine pratique. Il se lie à des

1

questions du plus grand intérêt , j'oserais même affirmer qu'il en donne la solution.

Hippocrate, qui ne sépare jamais la cause des animaux de celle de l'homme, observa que l'air était pour eux d'une nécessité commune (1). Mais il reconnut dans ce fluide un principe particulier qui entretient leur existence. Il le nomma *pabulum vitæ*, l'aliment de la vie. Quelle est la nature de ce principe ? Quelle est celle de l'air lui-même ? Hippocrate l'ignora. Il crut avec toute l'antiquité que ce fluide , dans son état de pureté, était un être simple , formé de parties homogènes.

Aux Physiciens modernes, mais principalement aux Chimistes , était réservée la gloire de découvrir, si la quantité d'air que les animaux respirent , sert toute entière à la vie, ou si la propriété vitale n'appartient qu'à une portion

---

(1) *Tantaque omnibus corporibus necessitas (aëris) extat, ut siquidem omnibus aliis abstineat homo , neque cibum sumat, neque potum, posset tamen dies duos vel tres ducere. Si cui vero spiritûs in corpus viæ intercipiantur , in brevi parte unius diei intereat, ut vel hinc quanto usui spiritus corpori sit liceat æstimare....*

Vides ergò , ex his quæ dixi , quanta communio omnibus animantibus in fruendo aëre existat. HIPP. LIB. DE FLATIBUS.

de cette quantité. La chimie a détruit l'apparente homogénéité de l'air ; elle a démontré qu'il se compose de deux fluides. La différence de leurs propriétés respectives est si grande et si peu contestée , qu'il serait superflu d'en reproduire ici les preuves. Un seul de ces fluides sert à la respiration : nommé d'abord air déphlogistiqué, puis air vital ; aujourd'hui , il est connu sous le nom de gaz oxigène ; des expériences souvent répétées attestent qu'il n'entre que pour un quart et même pour un cinquième dans le mélange que forme l'air commun. La propriété vitale n'appartient donc qu'à la moindre partie de l'air.

Les Physiologistes se sont arrêtés à cette grande découverte : le second fluide qui forme les deux autres tiers de l'air atmosphérique , et que l'on connaît actuellement sous le nom de gaz azote, n'a pas fixé leur attention d'une manière particulière. La propriété anti-vitale de ce gaz les éloignait peut-être de soupçonner qu'il pût agir sur les animaux autrement que par sa pesanteur, sa fluidité, son élasticité : c'est-à-dire , pour les propriétés qui lui sont communes avec toutes les substances aériformes. L'inspiration continuelle de ce gaz, uni au gaz oxigène , démontrant qu'il n'avait rien de

I *

nuisible pour les animaux, il fut naturel de penser qu'il était placé dans l'atmosphère, pour tempérer par sa propriété négative, l'action du gaz oxigène reconnue trop vive lorsqu'il était inspiré seul. Telle est aussi l'opinion reçue parmi les Médecins (1). Sous un autre rapport, on aurait pu le considérer comme un véhicule ajouté au gaz oxigène pour remplir la capacité de l'atmosphère, et compléter par sa masse l'énorme pression que l'air exerce sur les animaux, pression démontrée indispensable à leur existence, par les expériences dans le vuide.

La prévention qu'avait fait naître sa propriété anti-vitale n'alla pas comme on le voit, jusqu'à le faire regarder comme un être inutile ; mais il fut mis au rang des agens subalternes de la vie. Cependant les connaissances qu'on acquérait journellement sur la nature intime des matières animales, ramenaient nécessairement à un nouvel examen de cette substance. Le gaz azote atmosphérique devint le sujet d'un grand nombre de recherches et d'expériences particulières.

En 1805, la faculté de médecine de Gœttingue, proposa au concours la question suivante :

_____

(1) Voyez le dictionnaire des Sciences médicales au mot *Azote*.

An principii azotici, sivè nitrogenii, atmos-
pherico aëri nunquàm non inhœrentis, dum hic
per respirationem atque exhalationem corpus
animale intrat, nihil in interioribus deponatur?

J'ignore, malgré les recherches que j'ai pu
faire, si cette question a été résolue, et comment elle a été traitée ; mais l'on sait que, vers
ce temps, M. Davy travaillait à des expériences
qui semblaient constater l'absorption de l'azote
dans la respiration. M. Pfaff de son côté répé-
tait les expériences de M. Davy, et obtenait les
mêmes résultats ; ces deux Physiciens confir-
maient l'opinion émise antérieurement par
Priestley, sur l'absorption du gaz azote dans
l'acte de la respiration. Spallanzani allait plus
loin, il démontrait que ce gaz était absorbé,
non seulement dans les organes de la respiration, mais encore par toute la surface de la peau.
MM. Humbolt et Vauquelin depuis ont en-
fermé pendant quelques temps un tenebrio
molitor (1), sous une cloche de verre remplie

---

(1) Le *tenebrio molitaria* ou tenebrion de la farine,
est un insecte qui habite les maisons, et dont la larve
se trouve dans la farine.

Fourcroy, dans son Entomologie des environs de
Paris, *Entomologia parisiensis*, le place dans le quatrième ordre de la section des Coléoptères.

de gaz azote, ils ont trouvé que cet animal avait absorbé une petite quantité de ce gaz (*Journal de Physique, janvier* 1816).

Ces expériences, infirmées malheureusement par celles de M. Jurine, laissent dans un doute que de nouvelles recherches peuvent seules dissiper. Dans l'état actuel des choses, l'absorption de l'azote, dans les poumons, et par la peau, peut être regardée comme une opinion qui réunit en sa faveur un grand nombre de probabilités, mais non comme un fait entièrement démontré.

C'est ainsi que la prévention élevée contre le gaz azote atmosphérique se dissipait, et qu'on lui rendait peu-à-peu la considération qu'on avait d'abord exclusivement accordée au gaz oxigène. Pour établir la doctrine physiologique du gaz azote dans toutes ses parties, il restait à savoir comment ce gaz se comporte dans le canal alimentaire; mais sur ce point elle est restée en arrière plus encore que sur les autres. Les expériences de M. Jurine, sur les vents qui se dégagent par l'anus, ne sont encore que des tentatives infructueuses; elles ne décident point si le gaz azote de l'atmosphère entre pour quelque chose dans la production des substances gazeuses qui se développent avec plus ou moins d'abondance dans l'estomac et les intestins. Les ouvrages de médecine et de physique les plus modernes, n'offrent rien au-delà des découvertes dont je viens de tracer l'esquisse historique.

La présence du gaz azote de l'air dans l'estomac, sa digestion dans ce viscère, la fixation de sa base dans les sucs digestifs et les alimens, ses effets dans l'économie animale, méritaient un examen particulier ; mais personne, que je sache, ne s'y est livré. Voilà, je crois, par rapport aux animaux vivans, les seules notions acquises sur le gaz azote de l'air atmosphérique. La question de savoir, si, et comment ce gaz est une des conditions de l'existence animale, reste donc à résoudre ; mais les découvertes dont je viens de parler en facilitent la solution.

De l'aveu des Chimistes, l'azote est la substance qui caractérise les matières animales. Cette substance, sous la forme de gaz, compose la plus grande partie de l'air atmosphérique ; un des principes qui constituent les animaux, est identique avec la base de ce gaz.

En procédant par analogie, ces faits suffiraient pour établir l'intervention indispensable du gaz azote, dans l'existence des animaux. Ont-ils été placés dans un élément où cette substance abonde et domine ? Sont-ils dans un contact immédiat et continuel avec elle, sans que néanmoins ces rapports soient particuliers et nécessaires ? Voilà ce qu'on ne peut affirmer sans heurter la raison, sans calomnier la nature qui n'a rien fait d'inutile : je suis loin cependant de vouloir me borner à ce genre de preuves morales ; c'est par des faits que doit être décidée l'importante question que j'examine : la manière dont les herbivores s'alimentent, en fournit un que je crois capital.

Il est certain que les animaux vivans sont dans une fusion constante, dans un état de déperdition continuel, et qu'ils ne peuvent se conserver qu'en réparant leurs pertes. C'est une autre condition du maintien de leur exis- tence que ce qu'ils reçoivent, doit être de même nature et de même quantité que ce qu'ils perdent. Examinons, si la nourriture des herbivores remplit toutes les conditions nécessaires à leur conservation.

Hippocrate enseigne que l'eau, l'air, et les alimens, sont les trois choses qui substantent les corps (1) ; ces faits rappellés, si l'on fait attention que les végétaux, et en particulier les

_____

(1) *Corpora enim omnia tùm hominum tùm reli-quorum quoque animalium à triplici nutrimento sus-tentantur. Horum autem nutrimentorum nomina hœc sunt, Cibus, Potus et Aër.*

gramminées ne contiennent point d'azote, ou qu'ils en contiennent infiniment peu : que l'eau est un composé d'hidrogène et d'oxigène : enfin qu'aucun fait ne porte à soupçonner que la vie dans les animaux ait la puissance de convertir en azote les principes des végétaux. L'azote caractérisant les substances animales , on demande comment les herbivores, qui devraient descendre à l'état végétal, remplacent la perte de leur azote, si ce n'est par les quantités qu'ils en reçoivent de l'air atmosphérique. Cet air dans sa partie azote est donc essentiel à l'existence des animaux , considéré comme aliment.

La vérité de cette assertion peut être exposée sous une autre face ; je crois démontré que les herbivores descendraient à l'état végétal sans l'azote de l'atmosphère : je vais maintenant faire voir que les substances végétales ne pourraient sans ce principe tiré de la même source, s'élever ou, si l'on veut, passer à l'état animal.

Les végétaux étant l'unique aliment solide d'un grand nombre d'espèces animales, il serait assez naturel de croire que l'herbe se convertit en sang et en chair. Le travail de la digestion et de l'assimilation pourrait au besoin rendre raison de cette conversion. Ce jugement porté, la conséquence qu'on doit en tirer, est

que l'herbe et la chair ne doivent pas différer
essentiellement, mais seulement par accident.
Rien n'est plus faux cependant que ce jugement et la conséquence qu'on en tire. Il est bien
vrai que l'herbe sert à faire de la chair, mais il
n'en est pas moins constant que les végétaux,
par leur nature, ne peuvent en constituer. Il
est de toute impossibilité que l'herbe seule
puisse être convertie en substance animale :
1° Parce que l'analyse chimique apprend que les
substances végétales ne sont composées que de
trois principes, tandis que les substances animales le sont de quatre ; la combinaison de
trois principes ne peut donner dans aucun cas
un produit semblable à celui qui résulte de
quatre. 2° Parce que les substances végétales
ne contiennent pas d'azote, et que ce principe
ainsi qu'il a été dit, caractérise essentiellement
les substances animales. Il est donc démontré
mathématiquement et chimiquement, que
l'herbe ne peut constituer de la chair, quelque
soit la puissance de la vie. Mais pourrait-t-on
demander pourquoi les végétaux font-ils de
la chair, et comment servent-ils à en faire ?
Un simple raisonnement établi sur des faits déjà
énoncés, va répondre à cette nouvelle question.
La composition des substances organisées est

connue : on sait que les substances végétales ne contiennent que trois principes, et que quatre sont indispensablement nécessaires pour constituer les substances animales. La question proposée se trouvera résolue, si nous parvenons à démontrer que la nature ajoute aux substances végétales alimentaires un quatrième principe, et que ce principe est le principe animalisant. Or, elle a pourvu à cette addition, en plaçant les animaux dans l'air où l'azote abonde, et en leur donnant la faculté de s'en emparer, et de se l'approprier. L'azote se trouvant associé au carbone, à l'oxigène et à l'hidrogène ; c'est-à-dire aux substances végétales, ces mêmes substances ne deviennent pas une matière animale, mais un tout propre à être converti en chair et en sang. C'est alors que les fonctions digestives et assimilatrices peuvent véritablement expliquer cette conversion. Voilà en peu de mots pourquoi les végétaux qui par eux-mêmes sont incapables de constituer de la chair et du sang, peuvent servir à en faire, et qu'ils en font réellement.

L'existence des herbivores supposant la conversion des végétaux en la substance de ces animaux, et cette conversion n'étant démontrée possible qu'autant que ces mêmes végétaux

contractent préalablement un caractère chimique animal par leur association à l'azote de l'air
atmosphérique. L'induction qui se tire de l'existence des herbivores , nous amène à ce point de
ne pouvoir douter que cette association n'ait
lieu : mais pour ne laisser rien à désirer à cet
égard , il reste à faire voir comment elle s'opère.

Il n'est pas besoin de dire que l'air pénètre
dans l'estomac , (1) et il l'est encore moins de
le prouver. C'est un fait reconnu par tous les
physiologistes : mais il ne sera pas inutile
de tenir compte de quelques circonstances qui
accompagnent l'entrée de ce fluide dans le canal alimentaire.

L'orifice supérieur de l'œsophage ou pharinx,
étant naturellement fermé, et ne se dilatant
que dans la déglutition , c'est-à-dire par inter-
valles, l'afflux de l'air dans l'estomac n'est point
continuel , comme il l'est dans les poumons
dont les voies sont constamment ouvertes. L'air
descend dans l'estomac avec les alimens solides
et liquides qui le chassent devant eux. Il y
descend encore et plus souvent avec la salive

---

(1) *Magna* (aëris) *copia in ventriculum descendit
inclusus vesiculis salivosis et mucosis.*

Boërhawe. prælect. acad. Tom. 1. Page 277.

qui est son principal véhicule par la propriété
qu'elle a de mousser. La quantité d'air que cette
liqueur animale contient, et qu'elle entraîne
avec elle, varie, selon le degré d'agitation qui
lui est communiquée. Lorsque les organes inté-
rieurs de la bouche sont en repos, la salive en
contient peu, quelques bulles seulement nagent
à la surface. Quand au contraire les mêmes
organes sont en mouvement, et que ce mouvement est précipité, et de quelque durée, elle
en contient beaucoup. Les enfans ne l'ignorent
point. Elle peut même en contenir une quantité prodigieuse, comme le prouve la *rumination*. Nous choisirons cet exemple, parce qu'il
nous dispensera d'en citer d'autres. D'ailleurs,
nous devons peut-être à cette fonction que nous
avons long-temps observée, tout ce que nous
avons dit et pensé sur le sujet qui nous occupe.
Si donc l'on observe les ruminans, et en particulier les vaches, lorsqu'elles ont l'estomac
vuide depuis un certain temps, l'on voit décou-
ler de leur bouche une bave limpide et filante.
Après qu'elles ont mangé, cette même bave se
convertit par la rumination, en une mousse
abondante et légère, d'une extrême blancheur.
C'est ainsi que ces animaux s'emparent de
l'azote atmosphérique, en avalant de l'air. On

peut en dire autant de tous les animaux, sauf le plus ou le moins d'air avalé.

Cet état mousseux de la salive des ruminans n'est point un de ces accidens peu dignes de fixer l'attention; c'est au contraire un phéno-mène d'autant plus important à remarquer, qu'il se lie à la digestion, et surtout à l'anima-lisation des végétaux qu'il rend possible, et qu'il explique tout à la fois. Si, comme l'a observé Boërhawe, les alimens reçoivent dans l'estomac les premières semences de la vie, à laquelle ils doivent participer (1), il est égale-ment vrai de dire que c'est dans ce viscère que le caractère chimique animal leur est imprimé.

Avant les découvertes faites sur la nature de l'air atmosphérique, il était impossible de reconnaître parfaitement l'utilité de cette bave mousseuse, occasionnée par la rumination, et de pouvoir soupçonner l'effet que produit sur la masse alimentaire l'énorme quantité d'air qu'elle introduit dans l'estomac; mais depuis, et surtout dans ces derniers temps, il est éton-nant que les physiologistes ou les chimistes, n'aient pas aperçu l'intention de la nature; une simple observation va nous donner les moyens

---

(1) *In ventriculo character vitalis incipit imprimi alimento.*

de remplir cette lacune qu'on rencontre parmi tant d'autres dans la physiologie des animaux.

Un mélange de quatre cinquièmes d'azote, et un cinquième d'oxigène, fondus dans le calorique composant l'air atmosphérique, il est évident que l'importation de ce fluide dans l'estomac a moins pour effet d'ajouter à la masse alimentaire de l'oxigène qui s'y trouve déjà, que d'introduire une abondante quantité d'azote dont elle manque absolument. Comme c'est à l'addition de ce dernier principe que les substances végétales alimentaires doivent leur conversion en substances animales, il s'ensuit que chez les ruminans, et chez tous les herbivores, les rapports établis entre l'air et les voies alimentaires, ont pour fin d'azoter, ou ce qui est synonyme, d'animaliser leurs alimens.

Je crois avoir établi : 1° que les herbivores descendraient à l'état végétal sans l'intervention du gaz azote atmosphérique. 2° Que les substances végétales qui leur servent d'aliment ne pourraient s'élever ou passer à l'état animal sans l'addition de ce principe tiré de la même source. J'ai fait connaître de plus, comment les animaux s'emparent de ce même principe; c'est, je crois, avoir suffisamment prouvé ma proposition première, que l'air considéré comme aliment, n'est pas moins nécessaire à la vie, qu'il ne l'est comme principe de la respiration, ou que le gaz azote de l'atmosphère sert à l'existence des animaux autant que le gaz oxigène.

Dans ce qui précède, je me suis abstenu de parler des carnivores, la raison est que leur existence s'explique par les alimens dont ils se nourrissent ; *la chair nourrit la chair*. Rien n'indiquait chez eux qu'ils eussent besoin de l'azote, de l'atmosphère; et qu'ils fussent dans une dépendance immédiate de ce principe. Ces espèces ne pouvaient donc nous être d'aucune utilité, par rapport à la question dont nous cherchions la solution. Il n'en était pas de même des herbivores, les végétaux dont ils se nourrissent, étant reconnus incapables de constituer de la chair, leur existence devenait un problème insoluble, sans l'intervention d'un principe que ne contiennent pas les végétaux. Ce principe qui caractérise chimiquement les substances animales, se trouvant dans l'air, et ne se trouvant en abondance que dans ce fluide, la question se réduisait à s'assurer si les herbivores s'emparaient de ce principe, et s'ils se l'appropriaient ; nous avons dû nous arrêter à ces espèces, qui offraient sans le secours d'ex-

périences particulières , la preuve la plus complète et la plus décisive du rapport établi entre
l'azote de l'air et elles.

Maintenant que cette question paraît résolue,
il ne serait pas difficile de prouver par des faits,
que l'azote de l'air n'est pas moins nécessaire
aux carnivores , ou que ce gaz sert à l'universalité des animaux. Je me réserve de produire
ces faits quand il s'agira des carnivores, dont
je m'occuperai par la suite. Dans ce moment-ci,
considérant uniquement les rapports qui lient
l'existence des carnivores à celle des herbivores,
je suppose le cas impossible , où l'azote de
l'air serait soustrait en totalité de l'atmosphère,
et je demande ce qui pourrait résulter de l'absence de ce principe ? Des changemens dans le
règne animal, dont l'imagination cherche les
analogues dans la fable : je veux dire de véritables métamorphoses. Les herbivores se dépouil-
lant peu à peu du principe qui caractérise
l'animalité, et ne trouvant, ni dans les alimens,
ni dans l'air, les moyens de compenser cette
perte , commenceraient inévitablement par
descendre à l'état végétal: de-là des dégénéres-
cences d'espèces , de véritables transformations
d'individus d'un règne en ceux d'un autre ;
par contre-coup, les carnivores ne trouvant

2

plus dans les herbivores un aliment capable de les substanter , descendraient eux-mêmes à l'état végétal. En un mot , toutes les espèces animales finiraient par disparaître de la surface de la terre.

Concluons de l'enchaînement de ces existences que l'azote de l'air n'est pas moins nécessaire aux carnivores qu'aux herbivores, avec cette différence que le besoin qu'ils en ont , est immédiat pour les uns , tandis qu'il n'est que médiat pour les autres : et que le gaz azote considéré jusqu'ici comme bien moins nécessaire aux animaux, que le gaz oxigène, se trouve au contraire la partie la plus importante de l'air, puisqu'il résulte de ces considérations, et de tout ce qui précède, que cette substance est la colonne principale sur laquelle repose l'animalité toute entière.

~~~~~~

LETTRE

De M. le docteur HALLÉ *, en réponse à celle que j'ai eu l'honneur de lui écrire , le 17 février 1815 , pour le prier de faire , sur le Mémoire précédent , le rapport dont M.* THENARD *et lui étaient chargés par la première classe de l'Institut.*

MONSIEUR,

EXCUSEZ-MOI de répondre un peu tard à votre demande : votre mémoire a dû rester dans les mains de M. Thenard, il n'est pas dans les miennes. Son objet n'est que conjectural, et ce n'est que par des conséquences indirectes que vous arrivez à conclure les fonctions de l'azote atmosphérique dans *la respiration.* Il y a long-temps qu'on a fait la même question , et mis en avant la présomption que vous cherchez à réaliser. Mais ce n'est aujourd'hui, que par des expériences directes que l'on se permet d'établir des principes et des démonstrations. Votre

2 *

mémoire n'en contient pas : faute de cela, il n'ajoute rien à la science. Arrivez à montrer que le gaz azote de l'atmosphère diminue d'une quantité notable, constante et proportionnelle à des effets évidens dans *la respiration :* montrez que des effets essentiels à l'existence, sont produits par la présence de ce gaz, et cessent d'avoir lieu quand on le soustrait, et qu'ils sont en rapport avec la quantité absorbée de ce gaz, et vous aurez fait une chose bonne, utile et belle. Mais que ce soit le résultat d'expériences directes. Jusques-là, on ne peut vous savoir gré de ce que vous dites, d'une manière très-judicieuse, sans doute, ce que beaucoup d'autres ont dit, et de ce que vous faites, avec beaucoup de clarté, des raisonnemens qu'on a fait également avant vous.

Voilà M. ce qui retarde ou *écarte* le rapport de M. Thenard et de moi, parce que nous hésitons de donner des conclusions qui pourraient n'être pas d'accord avec vos *espérances,* agréez etc.

Signé, H A L L É.

Paris, le 8 mars 1815.

Réflexions sur cette Lettre.

J'ai vu avec peine par cette lettre, que M. le docteur Hallé, présent à l'Institut, lorsque je lus mon mémoire, en avait conçu une prévention tellement défavorable, qu'il n'avait pas cru depuis, devoir en prendre une connaissance plus particulière. « Votre mémoire, me dit-il, a dû rester dans les mains de M. Thenard ; il n'est point dans les miennes ». Il est résulté de cette prévention, et de la méprise à laquelle elle a donné lieu, que je me suis retrouvé dans le même cas où j'étais, avant d'avoir consulté la classe. La méprise consiste, en ce que M. le docteur Hallé, raisonne dans la supposition que je traite de la *respiration*, tandis que dans mon mémoire il s'agit de la *nutrition*. A la première lecture de cette lettre, je crus que M. le docteur Hallé avait par inadvertance employé un mot pour l'autre, et que je devais lire *nutrition*, au lieu de *respiration.* Mais en y réfléchissant, je reconnus que cette substitution de mot ne pouvait avoir lieu. En effet la phrase dans laquelle M. Hallé me fait observer *qu'il y a long-temps qu'on a fait la même ques-tion que moi, et mis en avant la présomption que je cherche à réaliser*, ne peut se rapporter qu'à la *respiration*, et non à la *nutrition*; où il faudrait supposer de la part de M. Hallé l'oubli de ses propres écrits, qui fournissent la preuve du contraire.

Fourcroy, dont l'ambition était d'avoir part à toutes les découvertes qui pouvaient se faire, et qui avait soin de hasarder beaucoup de choses sur les matières qu'il traitait, pour peu qu'elles s'y prêtassent, Fourcroy n'a rien avancé, rien pressenti même sur les rapports qui existent ou peuvent exister entre le gaz azote atmosphérique, et la nutrition des animaux. Depuis lui, on n'a pas été plus loin sur ce point. Avant de rendre mon mémoire public, je m'en suis assuré ; il eût été ridicule de me présenter dans une assemblée composée de l'élite des savans, pour leur annoncer une chose que les hommes d'un moindre savoir ne doivent pas ignorer.

En lisant les articles *Air*, *Alimens*, *Animal*, *Animalisation*, *Assimilation*, *Azote*, du Dictionnaire des Sciences médicales, dont le premier volume a été publié en 1812, j'acquis toute certitude à cet égard. Je vis en effet, qu'aucun des auteurs du Dictionnaire n'avait agité la question que je traitais. Je me trouvais donc placé après les savans collaborateurs de cet ouvrage si célèbré, comme les glaneurs le sont à la suite des moissonneurs. Je me suis présenté comme tel, une simple glane à la main ; loin de ma pensée la crainte qu'on ne veuille mettre en pratique, à mon détriment, ce passage de l'écriture, *qui enim habet dabitur ei, et abondabit : qui autem non habet et quod habet auferetur ab eo.* L'article *Aliment*(1) du même Dictionnaire est peut-être celui de tous, qui a le plus influé sur la résolution tardive que j'ai prise en 1814 (2) ; qu'il me soit permis de faire deux citations de cet article, elles sont indispensables.

« Les substances alimentaires, disent les auteurs, page 343, reçues au-dedans de nous, éprouvent leurs premiers changemens dans l'estomac et les intestins, par le mélange de la salive et de *l'air* dont elles s'empreignent pendant la mastication, et par l'action des sucs gastriques et pancréatiques, et de la bile. L'*oxigène de l'air* en contact avec ces substances est progressivement absorbé, et remplacé par du gaz acide carbonique et du gaz hydrogène ».

---

(1) Cet article est de MM. Hallé et Nysten.
(2) Mon mémoire était en porte-feuille depuis 1804.

Cette citation a uniquement pour objet de faire remarquer qu'il y est parlé de l'*air*, de l'*oxigène de l'air*, et qu'il n'y est nullement question de l'azote qui s'y trouve uni. Celle qui suit, un peu plus longue, est plus importante, en ce qu'elle fait voir que les auteurs de l'article n'ont pas songé davantage *au gaz azote atmosphérique*, dans un cas où son intervention pouvait être admise et remplacer avec succès une supposition à laquelle ils ont eu recours : laissons parler les auteurs.

« Il paraît donc qu'une grande partie du mécanisme de l'assimilation se passe dans le canal alimentaire, dans la respiration, et à la surface de la peau : que ce mécanisme peut être divisé, par conséquent, en trois temps, qui nous rappellent les trois coctions admises par les anciens médecins : que dans ces trois temps également, l'*air atmosphérique*, et particulièrement son *oxigène*, est le principal instrument des combinaisons par lesquelles l'assimilation s'opère : qu'il enlève une portion du carbone à celles des substances alimentaires qui le contiennent en excès, et facilite la combinaison de l'aliment, *avec la portion de l'azote excédente dans les humeurs animales*; et que par conséquent dans ce travail commun, évi-

demment divisé en trois temps, et dans ces
trois temps, toujours fondés sur les mêmes
principes, il se fait à la fois un changement
réciproque tant dans la substance de l'aliment,
que dans celle des humeurs animales, par
lequel l'une étant animalisée, les autres perdent,
s'il nous est permis de parler ainsi, l'excès de
leur animalisation; toutes sont amenées comme
à un même niveau, et par conséquent mutuellement assimilées ».

Pour entendre ce passage, et saisir le rapport qu'il a avec mon sujet, il est nécessaire de
dire qu'il succède à un autre, (*page* 338 *et suivantes du Dictionnaire*), dans lequel les auteurs
de l'article reconnaissent que l'aliment tiré des
végétaux, ne contient point d'azote, ou qu'il
en contient une quantité insuffisante pour
qu'il puisse être assimilé aux substances animales. Il restait à expliquer comment l'aliment est
azoté ou animalisé, puisque la nutrition s'opère
malgré cet empêchement; c'est cette explication que les auteurs donnent ici. On voit qu'ils
azotent l'aliment au dépens d'un excédent d'animalisation qu'ils supposent exister dans les humeurs animales. Cette explication est ingé-
nieuse, savante, elle est même satisfaisante,
pour ce qui regarde l'homme et les animaux qui

vivent d'un mélange de chair et de végétaux :
mais elle ne convient point aux herbivores ; on
ne conçoit pas, en effet, qu'il puisse y avoir un
excédent d'animalisation dans les humeurs de
ces animaux, qui perdent constamment le principe qui les animalise, sans qu'il soit jamais
remplacé.

Si l'air se fût présentée à la pensé des auteurs,
comme une substance propre à fournir à l'aliment le principe animalisant, ils eussent vu que
l'azote atmosphérique pouvait servir à donner
une explication contre laquelle il ne s'élevait
point d'objection, et qui était en même temps
plus générale que celle qu'ils ont adoptée. Dans
la supposition où l'intervention de l'azote aurait
été une chose à prouver, puisque les auteurs
n'avaient d'autres ressources que celle des hypo-
thèses, pour arriver à l'explication qu'ils vou-
laient donner, ils auraient sans doute accordé
la préférence à celle qui présentait le plus
d'avantages et le moins de difficultés : c'est celle
que j'ai adoptée. Dans l'hypothèse des auteurs,
l'existence des herbivores n'est point expliquée,
elle est encore un problème à résoudre : dans
celle que je propose, elle est un problème résolu.
En voilà bien assez pour prouver ce qui ne
peut être contesté. Je passe à autre chose : le

jugement de M. Hallé, sur mon mémoire, sur les preuves que j'ai employées pour établir ma proposition principale, donne matière à quelques réflexions que je vais développer.

« L'objet de votre mémoire, me dit ce médecin, n'est que conjectural, et ce n'est que par les conséquences indirectes que vous arrivez à conclure...., ce n'est aujourd'hui que par des expériences directes *que l'on se permet* d'établir des principes et des démonstrations. Votre mémoire n'en contient pas; s'il en offrait, il serait nouveau : faute de cela, il n'ajoute rien à la science ».

Je mets de côté la forme pour m'occuper du fonds. L'expression de *conjectural* est-elle employée ici dans un sens de défaveur? Exprime-t-elle implicitement un reproche? La médecine et presque toutes les connaissances humaines le méritent ce reproche; il n'y a d'incontestable en ce monde que les vérités mathématiques et les faits matériels en physique. Encore faut-il qu'ils soient simples. Car du moment qu'on fait concourir à l'explication d'un fait général ou seulement composé, plusieurs faits particuliers, on ne parvient à cette explication qu'à l'aide de l'induction, des probabilités, des conjectures, et quelques fois même des hypo-

thèses. Un fait composé n'est qu'un objet conjectural, et l'on n'arrive à le connaître que par
des conséquences indirectes.

J'ignore si l'on est plus exigeant aujourd'hui
que dans tout autre temps sur la manière dont
les principes et les démonstrations doivent être
établis, mais je crois qu'une proposition n'est
point infirmée par une allégation vague, et que
son rejet ou son admission doit être motivée
par des raisons différentes sans doute, mais
également péremptoires dans l'un et l'autre cas.

J'ai satisfait aux conditions exigées par
M. le docteur Hallé : s'il eût bien voulu
prendre connaissance de mon mémoire, il
aurait remarqué que j'apporte différens genres
de preuves. Il y en a de morales et de physiques,
de directes et d'indirectes. Les preuves directes
sont celles qui appuient ma démonstration ; les
indirectes n'ont été données que pour leur
valeur, c'est-à-dire comme des probabilités.

Je n'ai point à la vérité, tenté d'expériences
particulières, d'expériences de recherches, j'en
ai donné plusieurs raisons dans mon introduc-
tion. J'ajouterai qu'elles n'étaient point d'une
nécessité absolue. Les choses d'une expérience
générale, familière même, sont moins dans le

goût ou dans les règles académiques. Mais, au jugement d'un homme dont l'autorité est d'un grand poids dans les sciences, elles n'en sont pas moins probantes. *Semper negliguntur, et rejiciuntur experimenta ut artibus familiaria, et vulgata, quæ tamen ad interpretationem naturæ plus faciunt, quàm minùs trita, nàm labès quædam aspergi videtur litteris, si fortè viri docti; se submittant inquisitioni rerum mechanicarum, nisi fuerit earum quæ pro arcanis artis, aut pro rebus admodùm raris et subtilibus, reputentur...... sæpè tamen accidit, ut res minutæ et humiles plùs conferant ad notitiam grandium, quàm grandes ad notitiam minutarum.* Bac. de Verul. de augm. scient. pag 49. Voilà ce que je pourrais alléguer en faveur de la méthode que j'ai cru devoir suivre.

« Arrivez à montrer, continue M. Hallé, que l'azote atmosphérique diminue d'une quantité notable, constante et proportionnelle à des effets évidens dans la *respiration*. Montrez que des effets essentiels à l'existence sont produits par la présence de ce gaz dans l'air et cessent d'avoir lieu quand on le soustrait, et qu'ils sont en rapport avec la quantité absorbée de ce gaz, et vous aurez fait une chose bonne, utile et

belle, mais que ce soit le résultat d'expériences
directes. Jusque-là, on ne peut vous savoir gré
de ce que vous dites, d'une manière très-judicieuse, sans doute, ce que *beaucoup* d'autres
ont dit, et de ce que vous faites avec beaucoup
de clarté des raisonnemens qu'on a fait également avant vous ».

Bien que M. Hallé ne soit point dans la question, ainsi que je l'ai déjà fait observer, je
m'arrête néanmoins à ce passage de sa lettre,
dans lequel je trouve tout à la fois une critique
et une leçon. J'avouerai qu'il n'est guère possible qu'il existe plus d'opposition qu'il y en a,
entre sa manière de voir et la mienne. J'ai cru
nécessaire de simplifier, d'abréger mon travail,
et c'est ce que j'ai eu en vue dans le choix des
moyens dont je me suis servi. *Inutile est, id
fieri per multa, quod potest fieri per pauciora.*
M. le docteur Hallé, au contraire, dans ceux
qu'il propose, crée des difficultés et les multiplie
sans nécessité. Faire un mélange de différens
gaz duquel on exclurait le seul *gaz azote* :
plonger dans cet air factice des animaux, sans
compromettre leur exisience : les y laisser assez
de temps pour obtenir de ce genre d'épreuve
des effets très-décidés : comparer les animaux
qui auraient ainsi vécu avec ceux qui vivent

selon les lois ordinaires : telle est , si je ne me trompe , la traduction fidèle du conseil que M. Hallé me donne. J'étais loin de prévoir que ce médecin convertirait en proposition sérieuse une supposition que j'ai cru pouvoir hasarder à la fin de mon mémoire. J'ai dit que si l'azote pouvait être soustrait en totalité de l'atmosphère, il devrait s'en suivre une détérioration des espèces herbivores et par suite l'anéantissement de tous les animaux ; mais je n'ai jamais cru à la possibilité de l'expérience, même en petit. Aurais-je mal saisi la pensée de M., Hallé ; le conseil qu'il me donne se réduirait-il à faire des expériences sur les animaux en les nourrissant de telle ou telle manière? Ces expériences sont toutes faites. Il existe des herbivores , des carnivores et des omnivores. Il ne s'agit que d'observer ; c'est ce que j'ai fait. Mes observations sont-elles exactes : ont-elles un rapport direct avec la question que je traite, établissent-t-elles ma proposition? tels sont les différens points sur lesquels j'ai consulté la classe ; en me faisant part de son opinion particulière, en m'indiquant la route que j'aurais dû suivre , M. le docteur Hallé m'accorde plus que je n'osais espérer , mais il élude le point

sur lequel il était appelé à prononcer ; il termine sa lettre ainsi :

« Voilà M. ce qui retarde ou écarte le rapport
de M. Thenard et de moi, parce que nous
hésitons de donner des conclusions qui pourraient n'être pas d'accord avec vos *espérances* ».

La fin de cette lettre ne me laissait aucun
doute sur l'intention où M. Thenard et lui
étaient de différer leur rapport, et peut-être de
n'en point faire. J'y trouvais même un conseil
implicitement donné, de ne pas persister dans
la demande que j'en faisais. Mais le motif qui
appuyait ce conseil ne m'ayant pas déterminé
à changer de résolution, j'ai obtenu après de
nouvelles sollicitations le rapport suivant.

RAPPORT

De MM. HALLÉ *et* THENARD *, commissaires de
la première classe de l'Institut de France,
sur un Mémoire de M.* DAGOUMER *, intitulé
du Gaz azote atmosphérique , etc.*

INSTITUT DE FRANCE.

Classe des Sciences physiques et mathématiques.

Le Secrétaire perpétuel pour les Sciences naturelles ,
certifie que ce qui suit est extrait du procès-verbal de la
séance du lundi 24 avril 1815.

DES que les principes constituans de l'air furent
connus , les Physiologistes et les Chimistes
cherchèrent à déterminer le rôle qu'ils pouvaient jouer dans l'économie animale. Leurs
recherches relativement à l'action du gaz oxigène
furent suivies des plus heureux succès. Mais il
n'en est pas de même de celles qui sont relatives

3

à l'action du gaz azote. Les uns prétendent qu'il est en partie absorbé par le sang dans l'acte de la respiration ; d'autres qu'il l'est tout à-la-fois par le sang et par la peau ; d'autres qu'il est destiné seulement à diminuer les points de contact entre l'oxigène et les poumons. Quant à M. Dagoumer, tout en se contentant de rapporter ces diverses opinions sans les réfuter, il pense que son absorption doit avoir lieu dans le canal alimentaire, au moment où la disgestion s'opère. Les observations dont il s'appuie d'abord sont purement morales. « Les animaux ont-ils été placés, dit l'auteur, dans un élément où cette substance (l'azote) abonde et domine? Sont-ils dans un contact immédiat et continuel avec elle, sans que néanmoins les rapports soient particuliers et nécessaires ? Voilà ce qu'on ne peut affirmer sans heurter la raison, sans calomnier la nature qui n'a rien fait d'inutiles ».

Mais il nous semble que pour que ces preuves fussent de quelques poids aux yeux de M. Dagoumer même, il faudrait au moins qu'il commençât par prouver que l'azote ne peut remplir d'autres fonctions que celles qu'il lui attribue, et c'est ce qu'il n'essaie pas même de faire : il déclare ensuite qu'il est loin toutefois de se borner à ce genre de preuves : que c'est par des faits que doit être décidée l'importante question qu'il examine. Ces faits, il les puise dans la composition des alimens des animaux herbivores. Les végétaux, selon lui, ne renferment pas d'azote ou n'en renferment qu'infiniment peu, et cependant ils sont susceptibles de produire des matières très-azotées ; il faut donc qu'ils enlèvent une certaine quantité de ce principe à quelques corps ; ce ne peut être qu'à l'air.

Si M. Dagoumer avait analysé les substances végétales herbacées, il aurait vu qu'il n'en est point qui ne contienne de la matière végéto-animale : que souvent même cette matière s'y trouve en assez grande quantité pour se coaguler par la chaleur, et troubler leurs sucs, et s'il eût considéré d'un autre part, que les herbivores prennent une grande quantité d'alimens, il aurait probablement fait un mémoire dont les conséquences eussent été entièrement contraires à celles qu'il présente.

Que l'on ne croye pas cependant que nous prétendions qu'il soit impossible que l'azote puisse être absorbé dans l'acte de la digestion. Nous disons seulement que les observations de M. Dagoumer sont loin de le prouver, et n'ajou-

3 *

tent rien à ce qu'on pouvait soupçonner à cet égard.

HALLÉ , THENARD , rapporteur,

La Classe approuve le rapport et en adopte les conclusions.

Certifié conforme à l'original,

le Secrétaire perpétuel,

CUVIER.

~~~~~~~~~~~~~~~~~~~~~~~~~~~~~~~~~~~~~~

RÉFLEXIONS

Sur le rapport de MM. les Commissaires de l'Institut.

———

En mettant ce rapport à la suite de mon mémoire, je produis une pièce qui ne m'est pas favorable, mais il est des circonstances ou l'amour-propre ne doit pas être consulté.

Si j'ai tiré de mon porte-feuille un mémoire composé depuis dix ans, si je me suis enfin décidé à le présenter au premier corps savant de la France, ce n'a point été par le motif qui détermine ordinairement les hommes. On se hâte moins lentement lorsqu'on croit courir à la gloire.

Mon mémoire n'eût pas vu le jour, si l'on eût déjà agité la question que je traite, si l'on eût été seulement sur la voie : dans ce monde les choses se poussent les unes les autres. Je puis dire avec vérité, que j'aurais vu sans chagrin, comme sans jalousie, un autre exécuter, ce que je pouvais faire avec moins de succès, mais le premier.

Parlerai - je des raisons qui m'ont déterminé
à le communiquer ? J'ai cru, je dois l'avouer,
que mon mémoire pouvait être utile, qu'il pouvait même ajouter à ce que l'on sait. Je devais à la
science ce faible tribut de mes moyens. La décision de MM. les commissaires ne m'a pas dis-
suadé. Il est aussi une raison personnelle qui
m'a fait agir : la voici. Lorsqu'on s'est occupé
long-temps d'un sujet, ce qui suppose qu'on y
attache de l'intérêt, on a bien quelque raison de
croire qu'on le connaît mieux que ceux qui n'y
ont jamais pensé, mais on peut avoir à craindre
de s'être mépris, de s'être fait illusion. Le seul
moyen de se tirer du doute où l'on se trouve, est
d'invoquer publiquement le jugement d'autrui.
C'est ce que j'ai fait ; la publicité a cet avantage
qu'elle éveille la critique, qu'elle fait naître une
foule de réflexions et d'idées nouvelles, qu'elle
suscite les passions qui peuvent servir utilement
lors même qu'elles ont dans une disposition
contraire. Elle accorde en outre un droit de
révision et d'appel. J'userai de ce droit dans
toute son étendue, mais avec cette décence qui
est obligatoire dans le commerce des Sciences,
et plus particulièrement lorsqu'on parle de
personnes considérées dans le monde, et
qui appartiennent à un corps éminent. Les deux

questions suivantes partageront ce que j'ai à dire.

1° Le rapport de MM. les Commissaires peut-il donner une idée de mon mémoire à celui qui ne l'a pas lu ?

2° Les objections qu'il contient, attaquent-elles ma proposition principale, et le système de preuves qui sert à l'établir ?

Si j'avais à répondre à la première question, j'avouerais que je n'ai pu retrouver ma pensée dans le rapport de MM. les Commissaires. Ma proposition principale est une proposition complexe. M. le rapporteur lui substitue une question de fait : elle est tout-à-la-fois une question de Physiologie et de Physique générale. M. le rapporteur la réduit à une simple question de Chimie ; qu'il me soit permis de placer ici une analyse succincte de mon mémoire. La comparaison des substances végétales, avec les substances animales, la différence de leur nature intime bien établie par l'analyse chimique, m'avaient conduit à reconnaître ce fait déjà aperçu, que les animaux qui se nourrissent uniquement d'herbes, ne peuvent être complétement substantés par ce genre d'alimens. Des corps qui sont constamment en démolition sans éprouver d'altération apparente dans leur substance, sans dégénérer ; de tels corps ne peuvent subsister ainsi , sans recevoir une quantité de substance réparatrice, toute semblable à celle qui leur est enlevée par le flux continuel de la vie. Les besoins de ces corps m'avaient donc fait reconnaître la nécessité d'un auxiliaire qui pût établir l'identité la plus parfaite entre l'aliment tiré des végétaux qui ne contient qu'une petite quantité d'azote, peut-être accidentellement (1), et les substances animales , dans lesquelles ce principe est, non seulement abondant, mais essentiel. Cet auxiliaire, je le prenais dans l'atmosphère, où la nature, en l'associant au gaz oxigène, semble l'avoir mis en réserve pour les besoins de l'animalité. J'indiquais ensuite , au moyen d'observations faites sur les ruminans en particulier, la manière dont cet auxiliaire est adjoint ostensiblement à l'aliment végétal : ainsi dans un sujet qui est nécessairement abstrait , je procédais, à l'aide des faits, de conséquence en conséquence, et , autant que je le pouvais, par la voie la plus simple, pour arriver à ce résultat : que l'azote atmosphérique est indispensable à l'existence des herbivores, et , selon toute apparence , nécessaire à celle des animaux en général. M. le rapporteur ne tient aucun compte de toutes ces choses. Il présente

_____

(1) Cette note et celle de la page 45 sont, à la page 54.

l'absorption du gaz azote dans le canal alimentaire, phénomène, pour le dire en passant, sur
lequel il ne peut y avoir le moindre doute, il
le présente, dis-je, comme le sujet principal de
mon mémoire. Je ne m'en plaindrai point : je
ne me plaindrai pas non plus de l'emploi de
plusieurs passages extraits de mon mémoire,
qui n'ayant aucun rapport avec le fait particulier de l'absorption, prennent, par un rappro-
chement déplacé, un air d'importance inconve-
nant. Il est un artifice d'un effet éphémère,
mais assuré, à l'aide duquel on peut enfler les
moindres bagatelles, et réduire à rien les choses
qu'on n'agrée pas. M. le rapporteur ne l'a pas
employé sans doute ; j'aime mieux croire qu'é-
tant peu versé dans les matières physiologiques,
il a négligé la partie de mon mémoire qui n'est
point dans la sphère de ses connaissances habi-
tuelles, et qu'il s'est attaché particulièrement à
celle qui appartient à l'art qu'il pratique avec
succès. C'est ainsi que j'expliquerai l'inexacti-
tude de son rapport, et la manière vraiment
malheureuse dont il a rendu ma pensée. Je passe
à la seconde question.

Les objections que contient le rapport attaquent-elles ma proposition principale et le
système de preuves qui sert à l'établir ?

L'ambiguité du rapport est telle, qu'il est assez difficile de décider, s'il attaque ma proposition principale qui n'y est point rappelée, ou s'il attaque seulement le fait de l'absorption auquel M. le rapporteur s'est arrêté. Ces deux choses veulent être examinées.

PREMIÈRE OBJECTION.

« Les observations dont M. Dagoumer s'appuie d'abord, sont purement morales.... Mais il me semble que pour que ces preuves fussent de quelque poids aux yeux de M. Dagoumer même, il faudrait au moins qu'il commençât par prouver que l'azote ne peut remplir d'autres fonctions que celle qu'il lui attribue, et c'est ce qu'il n'essaye pas de faire ».

J'avoue que je ne sens pas la force de cette objection ; je dirai plus, je ne saisis pas la conséquence de ce raisonnement. Je ne vois pas pourquoi les preuves morales que j'ai produites seraient d'un plus grand poids, quand j'aurais commencé par prouver que l'azote ne peut servir à d'autres usages que ceux que je lui attribue. Je déclare que, sur ce point, j'ai dit tout ce que je savais, tout ce que je connaissais, et qu'il m'était impossible d'aller au-delà. J'irai cependant plus loin que M. le rapporteur : je suppose que l'azote atmosphérique puisse servir à des usages que l'on ne connaît pas pour le moment ; s'ensuivrait-il rigoureusement qu'il ne puisse servir encore à ceux que je lui attribue ? Je ne le crois pas ; il est des choses qui s'excluent mutuellement. Mais ce n'est pas ici le cas ; je ne connais aucun fait qui donne l'exclusion à l'usage que j'attribue à l'azote. M. le rapporteur a-t-il quelque chose de nouveau à proposer sur ce sujet, et en conséquence n'aurait-il pas jugé convenable d'exprimer ici sa pensée toute entière ?

SECONDE OBJECTION.

« Si M. Dagoumer avait analysé *les substances végétales herbacées*, il aurait vu qu'il n'en est point qui ne contienne de la *matière végéto-animale*, que souvent même cette matière s'y trouve en assez grande quantité pour se coaguler par la chaleur, et troubler leurs sucs, et s'il eût considéré d'autre part que les herbivores prennent une grande quantité d'alimens, il aurait probablement fait un mémoire dont les conséquences eussent été entièrement contraires à celles qu'il présente ».

Ici M. le rapporteur s'est cru sur son terrain. Avant de lui répondre, je dois le prévenir qu'il

s'est placé dans une position difficile. L'opinion
que j'ai adoptée sur la composition chimique
des végétaux, relative à la nutrition, est celle de
M. Hallé (1) : ce médecin reconnaît, ainsi que
moi, que l'aliment tiré des végétaux contient
très-peu d'azote, et qu'il ne peut être assimilé
aux humeurs et aux organes des animaux, s'il
n'est animalisé ou azoté, ce qui est synonyme,
Nous sommes jusque-là parfaitement d'accord;
nous ne différons de sentiment qu'en ce seul
et unique point, que M. Hallé animalise l'aliment aux dépens des humeurs animales, tandis
que je l'animalise au dépens de l'azote atmosphérique. Lors donc que M. le rapporteur attaque mon opinion sur la composition des substances végétales; il attaque également celle de
M. Hallé. Il lui fait nier dans le rapport ce qu'il
affirme dans le Dictionnaire des Sciences médicales. Je réponds à présent à la seconde objection.

Je n'ai point analysé *les substances végé-*
tales herbacées. Il eût été inutile de prendre ce
soin, par la raison même qui semblerait m'y
obliger, selon M. le rapporteur. En effet, qu'au-

---

(1) Voyez le Dict. des Sciences médicales, tome 1.
page 543.

rais-je trouvé de plus que lui, qu'aurais-je appris au-delà de ce qu'on savait déjà ? La matière végéto-animale, qu'il a reconnue dans le suc des substances végétales herbacées(1), prouve-t-elle autre chose, sinon que les végétaux contiennent de l'azote ? Je ne l'ignorais pas : loin de le nier, je l'ai dit expressement.

M. le rapporteur veut-il dire que les végétaux contiennent plus d'azote que je ne l'ai supposé ? J'en conviendrai encore, pourvu qu'il veuille bien, ainsi que j'en ai eu le soin, désigner les espèces ; sans cela, il est impossible de s'entendre. Les substances végétales herbacées sont en très-grand nombre ; quelques-unes sont alkalines, d'autres sont acides, il en est qui ne sont ni l'un, ni l'autre. Desquelles veut-il parler ? C'eût été m'écarter entièrement de mon sujet, que de tenir compte des plantes acides, des alkalines, des amères, des aromatiques, des vénéneuses ; elles ne servent point à la vie des animaux. Je me suis borné aux seules espèces nourrissantes, et particulièrement aux gramminées. Ce soin que j'ai pris ne devait pas échapper à M. le rapporteur.

J'aurais fait entrer en considération la quantité d'alimens que les herbivores prennent, que je n'aurais probablement rien changé à mon mémoire ; plus probablement encore, je n'en aurais pas fait un dont les conséquences eussent été entièrement opposées à celles que j'ai présentées. Il appartient à M. le rapporteur de le faire, ce mémoire ; c'est le seul moyen de me tirer de l'erreur dans laquelle j'ai le malheur de persister de très-bonne foi.

Les herbivores prennent une grande quantité d'alimens, il est vrai ; mais aussi les évacuations alvines sont plus fréquentes et plus copieuses chez eux, que chez les carnivores. En avalant beaucoup, ils s'approprient peu. Il faut pour représenter une quantité donnée de substance alimentaire proprement dite, beaucoup plus de végétaux que de viande. On sait par expérience que le maigre nourrit moins que le gras, et qu'il faut manger plus de l'un que de l'autre, pour satisfaire aux besoins du corps. Voilà la raison pour laquelle les herbivores prennent une si grande quantité d'alimens. Si, des notions qu'on acquiert dans la vie commune, on passe aux connaissances les plus étendues que la physique et la chimie puissent offrir, à ce sujet, on obtient quelques détails de plus, au total on n'en sait pas davantage. Dans tous les cas, la quantité ne change rien à la nature des choses. De l'herbe est toujours de l'herbe, et rien de plus. L'analyse chimique, entre les mains de M. le rapporteur, se serait-elle prêtée à faire disparaître la différence qu'il y a entre les substances animales, et les substances végétales, à mettre sur la même ligne les animaux et les végétaux? Il m'est permis de douter du fait; je m'en rapporte au témoignage des sens, et aux observations vulgaires qui démontrent jusqu'à présent le contraire.

M. le rapporteur termine ainsi. « Que l'on ne croye pas cependant que nous prétendions qu'il soit impossible que l'azote puisse être absorbé dans l'acte de la digestion; nous disons seulement que les observations de M. Dagoumer sont loin de le prouver, et n'ajoutent rien à ce qu'on savait à cet égard ».

Le doute méthodique et la réserve sont nécessaires dans l'étude des sciences naturelles. Voilà ce dont je suis convaincu; je crois cependant que M. le rapporteur pouvait, sans craindre de trop s'avancer, se servir de mode affirmatif, lorsqu'il parle de l'absorption du gaz azote dans l'acte de la digestion. Il a très-grandement raison de ne pas prétendre que cela soit impossible. Cette prétention serait sans fondement. Si, comme je l'ai déjà fait observer, il eût été plus versé dans les connaissances physiologiques, il aurait su que l'absorption de l'air dans l'estomac, n'a jamais été un sujet de doute parmi les médecins. Pour lui éviter la peine de faire des recherches à ce sujet, je le prierai de jeter un coup-d'œil sur les deux citations que j'ai faites, page 24. Il verra que M. le docteur Hallé admet l'absorption de l'air dans l'estomac; et qu'il regarde son oxigène, comme le principal instrument des combinaisons par lesquelles l'assimilation s'opère. Ces faits reconnus, je me permettrai de demander à M. le rapporteur, comment l'air, composé d'oxigène et d'azote, étant absorbé en totalité, son oxigène peut l'être, sans que son azote le soit aussi. (1)

Ici se terminent les réflexions que le rapport de MM. les Commissaires m'a donné l'occasion de faire. Ce n'est qu'avec une extrême répugnance que j'ai pris la plume, mais leur rap-

---

(1) Qu'il me soit permis de donner une idée juste de la nature de l'objection qui m'est faite, et de la prudence de M. le rapporteur : un homme boit un mélange composé de vin et d'eau; on convient que le vin a été avalé, mais on doute que l'eau l'ait été. En conséquence on exige des preuves directes qui puissent dissiper ce doute. Ces preuves n'ont point été données; donc l'homme, en avalant du vin et de l'eau, jusques-là n'a avalé que du vin.

port me mettait dans cette nécessité. En me présentant à l'Institut, j'ai moins fondé des espérances, flatteuses sur nom travail, qu'ambitionné une instruction rigoureuse, franche, libérale; telle enfin qu'on peut la puiser à la source du savoir. Si MM. les commissaires m'eussent opposé des faits, s'ils m'eussent proposé seulement des objections fondées, je gardais le silence, (il n'y a point à rougir, mais à se féliciter des leçons de tels maîtres, quand ils daignent en donner) mais je devais le rompre, pour m'élever contre un rapport dans lequel j'ai trouvé l'instruction parcimonieuse, et l'improbation libérale à la vérité, mais ne décidant rien sur le fonds de mon essai; il m'était permis de chercher à détruire l'impression défavorable que produisait une décision devenue fameuse, en sortant par la bouche de deux oracles de la science.

La méthode que j'ai adoptée dans mon essai, s'éloignant de la manière de philosopher reçue de nos jours, je devais m'attendre qu'elle ne serait pas goûtée, et même qu'elle encourerait une sorte de blâme. Ce n'est pas un mal de s'écarter quelquefois des sentiers battus, mais il en résulte toujours un désavantage; ne fût-ce

4

que celui de se trouver isolé. Je ne justifierai point ma méthode qui est celle de l'induction proposée par Bacon, et que j'ai jugée principalement applicable à mon sujet. Je répondrai seulement (puisque l'occasion s'en présente) à quelques reproches qui m'ont été faits, et que je regarde comme peu fondés.

Je n'ai point produit d'expériences particulières à l'appui du fait que j'ai avancé : plusieurs raisons m'y autorisaient ; 1° celles qu'on pouvait tenter, devenaient inutiles ; 2° celles qui pouvaient être utiles, n'étaient pas faisables.

Celles qu'on pouvait tenter étaient inutiles, parce qu'elles pouvaient être remplacées par des observations faciles à vérifier dans tous les temps, et dans tous les lieux : à mérite égal, elles l'emportaient sur des expériences particulières qui ont besoin d'être répétées.

Celles qu'on pouvait regarder comme utiles, n'étaient pas faisables. Il est très-difficile, et je regarde même comme impossible, de ne pas exposer les animaux à une mort prompte, en les soumettant aux expériences, desquelles on pourrait espérer des résultats décisifs. Le temps seul pouvant amener des changemens notables

dans la constitutions des animaux, le but de
l'expérience est manqué.

Je n'ai point fait pour le gaz azote, relativement à la nutrition, ce qui a été fait pour l'oxigène relativement à la respiration. La raison en
est simple ; ce qui était possible dans un cas, ne
l'était pas dans l'autre. L'air entre dans les
poumons, et il en sort : il est également facile
de l'analyser avant son entrée, et après sa sortie,
et de juger par comparaison de l'espèce d'altération qu'il a subi dans les organes pulmonaires.
Il n'en est point ainsi de l'air qui pénètre dans
l'estomac; une fois entré dans ce viscère, il n'en
sort plus.

La chimie, qui avait répandu jusques-là, une
lumière si vive et si franche, trouve rarement ici
son application, ou elle ne donne plus qu'une
lueur faible et incertaine. Les altérations que l'air
éprouve dans l'estomac; les combinaisons dans
lesquelles il entre ; les modifications qu'il apporte
dans les sucs alimentaires, et dans les alimens ;
l'influence qu'il exerce sur les fluides et les solides ; la diathèze ou disposition particulière
dans laquelle les corps se trouvent, suivant la
nature des alimens dont ils se nourrissent (1) ;

_____

(1) L'abstinence rigoureuse et prolongée azote ou ani-

4 *

ces choses et beaucoup d'autres , dont il sera
question par la suite , appartiennent à un ordre
de connaissances particulières , et deviennent le
sujet de recherches nouvelles. Ici , l'analyse et
la synthèse n'ont plus rien de manuel : les
conclusions de la physique ne sont pas toujours des principes certains ou applicables :
les expériences grossières de l'art , sont le plus
souvent sans analogie avec les expériences déli-
cates de la vie. C'est par un choix d'observations
prises dans la médecine, et partout où elles peuvent être recueillies, et en suivant le conseil
du vieillard de Cos , (*Nihil temerè creden-
dum ; nihil que negligendum.*) que j'ai cru
pouvoir démontrer le fait que j'ai avancé. Ce
fait n'a point été avoué , mais il n'a point été
démenti. A l'aide des mêmes moyens , je pré-

---

malise les corps. Elle dispose les tempéramens bilieux
aux maladies putrides : j'en donnerai la raison. J'ai
connu un homme d'une constitution éminemment bi-
lieuse , qui se trouvait tous les ans dans ce cas. Il jeûnait
tout le carême, et ne mangeait presque pas pendant la
dernière semaine ; à Pâque il était ordinairement atta-
qué d'une maladie putride aigue , qui le mettait à toute
extrémité. L'eau de veau , la limonade et quelques mino-
ratifs étaient les seuls moyens qu'on employait pour com-
battre cette maladie. Il est mort dans la quinzaine de
Pâque.

senterai des aperçus nouveaux sur un grand nombre de questions d'une haute importance en médecine : peut-être obtiendrai-je la solution complète de quelques-unes.

En défendant, contre MM. les commissaires, une question que je regarde comme une des plus belles qui puissent être agitées parmi les savans, j'ai eu moins égard à ce qui m'est personnel, qu'à l'avantage de la science. J'espère que le Corps illustre, auquel appartiennent ces deux Membres, verra dans ma défense même, un témoignage de mon profond respect pour lui.

FIN.

NOTES.

Page 45. (1) Je n'ignorais point qu'il existe de la matière végéto-animale dans le suc des substances végétales herbacées. Je savais même que M. Séguin a lu à l'Institut, il y a une douzaine d'années, plusieurs mémoires tendant à prouver l'existence d'une matière albumineuse dans les végétaux. Cette substance fut contestée par quelques personnes, et reconnue par d'autres. Fourcroy était de ces derniers.

Je savais encore qu'un des élèves de M. Séguin, lequel est mort depuis quelques années, s'est fort occupé de cette nouvelle substance, et qu'il l'a trouvée, non seulement dans toutes les plantes, mais encore dans le café torréfié. Comme il voyait de l'albumine dans tout, ces camarades lui avaient donné le surnom d'*albumine*.

Ce chimiste avait été trop loin sans doute, mais il paraît n'avoir eu que ce tort-là, puisque l'albumine, dont l'existence avait été contestée dans le principe, est devenue par la suite une chose très-réelle, en recevant le nom de matière végéto-animale.

Page 40. (1) Quand j'ai dit que les gramminées et

les plantes nourrissantes contiennent peu ou point d'azote, j'ai eu moins égard aux découvertes faites journellement par les chimistes, qu'aux faits admis par les médecins.

Dans le progrès toujours croissant des connaissances chimiques, toutes les découvertes ne sont pas des vérités démontrées; le temps doit les confirmer. On a vu la matière albumineuse reconnue dans les végétaux, remplacée ensuite par la matière végéto-animale : qui peut assurer, que cette dernière ne fera pas place à une autre substance ? Les dernières découvertes sont toujours les meilleures, la physiologie doit attendre les bonnes.

L'application des connaissances chimiques à l'étude de l'économie animale, n'est plus un sujet de doute pour ceux qui sont également versés dans la médecine et la chimie : mais il est important de se mettre en garde contre l'abus qu'on en peut faire. Il faut surtout n'adopter les résultats de l'analyse qu'avec la plus extrême réserve, lorsqu'il s'agit de les faire servir à l'explication des phénomènes de la vie. Ceux qu'on peut appliquer à la physiologie végétale ou animale, ne doivent laisser aucun doute sur leur authenticité. Il faut qu'ils aient été vus par beaucoup de personnes, et qu'ils aient été reconnus véritables par ceux qui ont un intérêt particulier à les examiner. Les expériences de recherches ; les particularités qu'elles indiquent ou qu'elles font connaître, doivent rester dans les archives de la chimie : elles se placent naturellement avec les secrets de l'alchimie, et à côté de cette multitude de petits faits isolés, dont le temps et le génie peuvent faire éclore de grandes choses.

Il appartient à la physiologie de choisir parmi les faits qui lui sont offerts, et de les vérifier à sa manière. La chimie ne doit point détruire les observations de la physiologie ; elle doit servir à les expliquer, quand elle peut y parvenir. J'ajouterai même à ce que je viens de dire, que les travaux de la chimie n'auront jamais ce degré d'utilité qu'on pourrait leur supposer, tant que les chimistes ne suivront pas un plan qui doit leur être tracé par les physiologistes. Ces derniers sont en défaut pour n'avoir pas encore reconnu cette vérité ; ils sont en défaut pour avoir admis de confiance beaucoup de choses qui, loin de leur être utile, peuvent les jeter dans l'erreur. La suite de cette note pourra servir à prouver en partie ce que j'avance ici.

Lorsque j'ai dit, que l'*azote* pouvait bien ne se trouver qu'accidentellement dans nos végétaux ; je me suis mis en opposition avec les chimistes, et même avec des faits qui semblent démentir cette assertion. Toutefois, je ne crois pas m'être écarté de la vérité. Je vais essayer de le prouver, en m'appuyant d'une part sur la belle distinction établie

par Buffon, entre la nature sauvage et la nature cultivée ; et de l'autre, sur quelques principes généraux
que je pose d'abord.

Tout ce qui existe est dans la nature, mais tout ce
qui est dans la nature n'est pas toujours naturel. Les
monstruosités sont de ce nombre.

On ne peut regarder comme naturelles, que les
choses qui s'accomplissent suivant des lois constantes,
immuables, établies dans le commencement des
temps. Tout ce qui sort de-là, soit par le fait de l'industrie humaine, soit par le concours de circonstances
particulières, est compris dans des exceptions dont
la durée est celle des causes qui leur donnent nais-
sance.

Si l'on y fait attention, ces exceptions ne sont que
des modifications des lois naturelles, lesquelles finissent par se convertir en lois opposées à celles de la
nature, c'est-à-dire en lois contre nature ; lorsque, par
succession de temps ou autrement, elles s'éloignent
de leur type originel. Voilà pourquoi les exceptions,
dont il s'agit, ne sont que transitoires.

Ce principe posé, s'il est vrai que la connaissance de la règle conduise à celle de ses exceptions,
et que la connaissance des exceptions ne conduise point
à celle de la règle ; il est incontestable que la connaissance de l'ordre établi dans la nature ne peut se tirer
des exceptions à ce même ordre. Voilà cependant ce
qui est souvent arrivé. La belle distinction des deux

natures établies par Buffon, est même comme non avenue pour les naturalistes : ils n'ont point fait de difficulté de les confondre : partant , ils se sont servis des exceptions , pour arriver à connaître l'ordre ou l'état naturel des choses. Le terme auquel on a comparé ces mêmes choses, se trouvant par cette raison un terme de comparaison évidemment faux, il serait permis d'avancer , sans trop se hasarder, que nos connaissances sur des points très-importans d'histoire naturelle et de physiologie, ne sont rien moins qu'exactes, ou méritent au moins d'être vérifiées.

Ces principes s'appliquent à toutes les parties de l'histoire naturelle. Pour me renfermer dans mon sujet, je m'arrêterai au règne végétal , en prenant, dans une espèce très-connue de ce règne, un double exemple de la nature brute et de la nature cultivée.

Si l'on compare la carotte cultivée à celle qui croît à l'écart dans les champs, et que les botanistes ont désigné par le nom de *Daucus sylvestris*, on a peine à se persuader que cette dernière, dont la racine fibreuse, coriace, fortement aromatique, est grosse à peine comme la queue d'une souris, puisse avoir quelque chose de commun avec la belle carotte de Flandre, dont la racine charnue, succulente et sucrée, peut avoir jusqu'à dix et même douze pouces de circonférence. Il faut que la botanique démontre qu'elles sont non seulement de la même famille, mais encore qu'elle fasse voir que la plus mal partagée est le chef de cette famille ; lequel assure la perpétuité de l'espèce dans le cas où la branche qui prospère viendrait à périr. Certaines espèces s'éteignent dans les individus qui prospèrent ; telles sont les plantes annuelles dont la fleur devient stérile en doublant.

En portant son attention sur un très-grand nombre de plantes, on observera des différences toutes semblables ; et vu nos besoins, il sera facile de se persuader que nous ne connaissons guère que les plantes cultivées, c'est-à-dire des exceptions. D'ailleurs, telle est l'influence des grandes sociétés qu'elle entoure l'homme, d'exceptions en tous genres, et qu'il faut en quelque sorte se détacher de la vie ordinaire, et s'élever au-dessus des idées vulgaires, pour trouver et reconnaître ce qui appartient véritablement à la nature.

Les chimistes n'ont guère été plus loin que le vulgaire. Les analyses des plantes ont été faites indistinctement sur des plantes sauvages, sur des plantes cultivés, le plus souvent sur ces dernières, qui se trouvaient sous la main, ou qui présentaient un sujet particulier d'intérêt par rapport à leur usage dans la vie. Quelle aurait été le but d'une distinction pour les chimistes ? La pratique de la chimie est ouvrière, elle ne porte pas sa vue au-delà de l'objet dont elle s'occupe, on n'a pas le droit d'en exiger davantage ; elle peut cependant par une heureuse association à la médecine et aux sciences, s'élever à des considérations générales, aggrandir son domaine particulier, prêter

son flambeau aux différentes branches de la physique :
mais seule , elle est sujette à s'égarer, surtout lorsqu'elle veut s'immiscer dans les connaissances ar-
dues de la physiologie spéculative.

Après avoir donné un exemple du changement que
la culture peut apporter dans les végétaux, il convient
de remonter aux causes physiques qui donnent lieu à
ces changémens : c'est le seul moyen de connaître la
différence qui existe entre les végétaux cultivés et les
végétaux sauvages , considérés sous le rapport de leur
composition chimique.

La terre , l'eau et la chaleur, telles sont les causes
premières et générales de la végétation : il ne faut pas
oublier l'air. Si l'on ajoute à ces causes les travaux de
la culture et les engrais , l'on aura tout ce qui peut
faire arriver les plantes à un degré d'embonpoint et de
beauté contraires aux vues de la nature , mais qui est
la récompense accordée à une industrie éclairée , et à
des soins assidus. Parmi ces causes , il en est deux qui
méritent une attention particulière, savoir , la nature
du sol et celle des engrais.

Des connaissances étendues sur la nature de différens terrains , forment une partie essentielle de la
science de l'agriculture ; il n'en sera pas question ici.
Le but de l'agriculture est de tirer le plus grand avantage de la terre : celui que je me propose est différent.
Je rapporterai seulement quelques observations prises
au hasard pour faire connaître l'influence du sol sur

la constitution des végétaux ; en passant, je parlerai
de l'inclination des plantes pour tel ou tel sol.

Il est des plantes qui croissent en tous lieux, et
l'une des plus remarquables de ce genre, est le petit
gramen, connu sous le nom de *Poa annua*, poa annuel.
A la campagne, dans les jardins, il est difficile de
faire un pas sans le fouler aux pieds. Mais ce genre
de plantes forme une exception peu commune. En
général, les végétaux, chacun dans son espèce,
affectionnent un terrain particulier : les uns se plaisent sur les montagnes, les autres se fixent dans les
marais, d'autres s'établissent dans les plaines.

> *Hic segetes, illic veniunt feliciùs uvœ :*
> *Arborei fœtus alibi, atque injussa virescunt*
> *Gramina.......*
> Georg. lib. I.

L'affection de certaines plantes pour le sol qu'elles
ont choisi est si décidée, qu'elles dégénèrent, et
finissent par périr lorsqu'on les en arrache. Il en
est d'autres qui, vivant dans un lieu, vivent mieux
dans un autre. Ainsi, la pariétaire qui croît dans
les jardins et ailleurs, s'attache de préférence, lorsqu'elle le peut, aux parois des vieilles murailles sal-
pétrées. Ainsi l'orge des murailles, *Hordeum murinum*,
se plaît davantage le long des murs et sur les bords des
chemins fréquentés. Plusieurs espèces de gramen, des
mousses, des lichens, des essaims de petites plantes

qui pourraient vivre ailleurs, se disputent les chape-
rons des vieux murs et les toits abandonnés, où elles
multiplient de manière à envahir la surface qui les
entoure. Ce petit nombre d'observations donnent
une idée juste de l'inclination des plantes pour
tel ou tel sol. Nous allons voir que cette inclination
a pour cause la réunion des choses, et des circonstances les plus conformes à la nature de chaque plante,
et les plus propres à sa prospérité. Je passe à l'influence que le sol exerce sur les végétaux.

L'expérience suivante tirée des élémens de physiologie végétale et de botanique de M. de Mirbel,
peut aider à faire connaître cette influence. « Répan-
dez au printemps, dit M. de Mirbel, du sulfate de
chaux pulvérisé à la surface d'un sol maigre, où
le trèfle ne végète qu'à regret; en peu de jours la
prairie change totalement d'aspect. Les feuilles rever-
dissent, les rejetons se multiplient, s'allongent, et
prennent de la vigueur : tout annonce que la plante
reçoit un aliment substantiel qui lui manquait aupa-
ravant. Après la récolte, faites l'analyse de la terre
et de la plante ; vous ne tarderez pas à vous convain-
cre que celle-ci a dû la richesse de sa végétation au
sulfate calcaire dont elle s'est nourrie : car vous
retrouverez cette substance en grande quantité dans
ses cendres; tandis que le sol en sera presque totalement dépouillé. Ajoutons que le sol redevient aussi
stérile qu'avant l'expérience, et qu'on le fertilise de

nouveau, en y répandant encore du sulfate de chaux. «
Tom. 1. page 97. Toutes ces observations, ajoute
M. de Mirbel, tendent à prouver qu'une espèce quel-
conque ne prospére, que lorsqu'elle trouve dans le
sol les substances minérales qui conviennent à son
tempérament. Cette remarque est de toute justesse ;
nous ajouterons que l'absence des causes qui font
prospérer les plantes ne suffit pas pour les empêcher
d'exister, elles sont seulement moins belles. La bou-
rache, ainsi que nous l'avons déjà dit, et d'autres
plantes se plaisent mieux dans des terrains salpétrés,
mais, elles existent dans ceux qui ne le sont point. La
Salsola soda, la soude vient naturellement sur les
bords de la mer où elle prospère, mais elle peut
végéter dans le milieu des terres (1).

L'influence du sol, ainsi que les observations portent
à le croire, paraît donc dépendre des substances qu'il
contient, et du rapport convenable qu'elles ont avec
la nature des plantes. En passant dans les végétaux,
ces substances ne les nourrissent pas, elles excitent
seulement chez eux l'organisme, et les rendent par-là
plus aptes et plus avides à s'emparer de la matière
nutritive. Ces végétaux sont dans la famille des
plantes, ce que sont dans la société, des hommes
devenus gourmands par la tentation continuelle de

(1) Certaines plantes d'agrément cultivées dans nos jardins donnent des fleurs d'un rose tendre : transplantées
dans la terre prise aux environs de Beauvais, elles donnent de fleurs violettes.

mets savoureux et succulens. Les substances salines
ou terreuses, dont il s'agit, seraient mal à propos
regardées comme essentiellement nutritives, elles
n'ont rien d'alimenteux. L'aliment des végétaux doit
être une matière homogène pour toutes les espèces,
et les substances dont nous parlons peuvent varier
presqu'indifféremment à l'égard de la même espèce.
Le trèfle par exemple, qui prospère si bien dans les
terres plâtreuses, peut également réussir dans celles
qui ne le sont point. Il est des pays éloignés des car-
rières à plâtre, où ce fourrage est cultivé avec succès :
très - probablement une autre substance terreuse
remplace le sulfate calcaire dans la plante. La soude,
qui vient sur les bords de la mer, ne donne que des
sels à base de soude ; dans les terres, elle ne donne
que des sels à base de potasse.

On peut déduire des observations et des remarques
précédentes, que toutes les substances, et que tous
les principes tirés des plantes, ne sont pas de nature
végétale ; et qu'il ne faut pas confondre les maté-
riaux que la végétation employe et les produits
qu'elle obtient avec les instrumens dont elle peut se
servir. Voilà ce que j'avais à dire sur l'influence du
sol ; je passe à celle des engrais.

L'influence des engrais sur les végétaux, est bien
plus grande et plus remarquable que celle exercée
par le sol. Celui-ci ne fait qu'apporter quelques modifications dans les plantes, les engrais, à la longue,

changent entièrement leur nature , comme on a pu en
juger par ce qui a été dit de la carotte.

Parmi les engrais, dont les variétés sont en assez
grand nombre , ceux que fournissent toutes les cités po-
puleuses , forment une classe à part à raison de leur
qualité particulière. Je me bornerai aux engrais de
Paris. Ces engrais se composent du fumier des écuries
et des étables, de celui des tueries, des débris de toute
nature provenant des différens marchés , des boues et
des immondices de toute espèce , enfin des vuidanges
des fosses d'aisance. L'abondance de ces diverses matières étant bien au-delà du besoin des terres sur lesquelles elles peuvent être déposées, et l'importation s'en
faisant journellement et sans interruption depuis nombre de siècles , il n'est pas besoin de faire la remarque
que, le sol primitif de Paris , naturellement maigre et
aride , a fait place à un sol nouveau et fertile ; et que
dans cet état de choses, qui est une exception presqu'u-
nique, les engrais ont plus d'influence sur les végétaux
que n'en a le sol , ce qui est le contraire de ce que l'on
observe en tout autre pays. Pour juger de cette
influence avec connaissance de cause , jetons un coup
d'œil sur la nature particulière de ces engrais.

Les engrais de Paris se distinguent par une énorme
quantité de substances étrangères aux engrais ordinaires ; de ce nombre sont le fer, les substances salines ,
le soufre , le phosphore même , les débris des végétaux
et des animaux qui servent à la consommation journa-

5

lière des habitans. Mais de toutes ces substances, les matières animales sont celles qui donnent aux engrais, provenant de la Capitale, une qualité dominante et distinctive. Tout ce qui sort de cette immense cité est fortement empreint du caractère animal.

Le caractère de ces engrais ainsi déterminé, c'est un fait qu'on doit admettre, que les végétaux cultivés dans les environs de Paris, participent de la nature des engrais, et qu'ils contractent leur qualité tout autant que la nature végétale peut s'y prêter. Elle s'y prête en effet : il est d'expérience que la petite salade, élevée sur couche, ne sent que le terreau; que les légumes cultivés dans les champs fumés avec de la boue récente, et des immondices ont un arrière goût désagréable ; que les vins des environs de Paris sentent moins le goût du terroir que celui des engrais avec lesquels on fume la vigne.

D'après cela, que les végétaux cultivés aux environs de Paris et des grandes villes, donnent par l'analyse chimique beaucoup d'ammoniaque, et par conséquent d'azote : que l'ébulition rassemble dans leurs sucs de la matière albumineuse, ou de la matière végéto-animale : qu'ils contiennent encore d'autres principes : le fait est hors de doute. La chimie ne fait que confirmer ce qu'il est possible d'entrevoir sans son secours. Mais, que prouve l'analyse et les résultats qu'elle offre, par rapport aux végétaux qui sont livrés aux soins de la nature, dans des lieux incultes éloignés de toute habitation, dans d'immenses déserts ? La végétation modérée, qu'aucune cause extraordinaire ne peut accélérer dans ces contrées, peut-elle introduire dans les plantes des principes qui n'existent pas, des principes qu'une végétation très-active, et même forcée, peut seule faire entrer dans nos végétaux ?

Lors donc que les chimistes ont avancé vaguement, que les végétaux contiennent tel ou tel principe, qu'ils contiennent de l'ammoniaque, et une grande quantité d'azote ; ils n'ont rien décidé pour la physiologie végétale, et ils ont fait fort peu de choses pour ceux à qui il appartient de décider. Ils devaient dire, telle chose est vraie pour les plantes cultivées, et convient à une physiologie particulière, à la physiologie du bon jardinier ; telle autre est vraie pour les plantes sauvages, et appartient à la physiologie générale des végétaux.

Un beau et utile travail à entreprendre, parce qu'il fixerait irrévocablement les idées sur des points fondamentaux de la physiologie végétale, serait de faire l'analyse comparée des végétaux cultivés et des végétaux sauvages, de la même espèce. En attendant, on ne perdra pas de vue, que la culture devenue générale dans les pays civilisés, n'est cependant qu'une exception dans la nature; et que l'embonpoint des plantes cultivées, n'étant qu'une chose factice, principalement dans le voisinage des grandes villes, il serait absurde de juger de la

nature originelle des végétaux, par celle de ces mêmes
végétaux dénaturés, ou tout au moins dégénérés.

D'après ces considérations, il serait permis de regarder certains principes que les plantes cultivées contiennent en abondance, non comme des principes qui
sont essentiels au règne végétal, mais comme des substances dont la source est dans les engrais, et qui s'in-
troduisent dans les plantes à la faveur d'une végétation
singulièrement augmentée. Je ne me suis donc point
écarté de la vérité, en disant que, l'azote, ou tout au
moins la quantité d'azote que contiennent les plantes
cultivées, ne se trouve dans ces mêmes plantes que
d'une manière accidentelle.

Tel est l'esprit dans lequel j'ai conçu mon mémoire, convaincu par l'expérience de tous les siécles,
que pour imprimer aux ouvrages de sciences un caractère de vérité indélébile, il fallait à l'exemple d'Hippocrate et de quelques autres philosophes, discerner les
choses qui appartiennent à chaque temps, d'avec
celles qui sont de tous les temps, et s'arrêter à ces
dernières. Pour voir la nature dans toute son antiquité, c'est-à-dire, dans son extrême simplicité, j'ai
dû sortir de l'enceinte étroite des laboratoires de
chimie, de l'enceinte plus étendue de nos villes, du
cercle même de nos sociétés, tout immense qu'il est ;
ce qu'il comprend forme une exception admirable,
mais monstrueuse, mais passagère. J'ai dû me re-

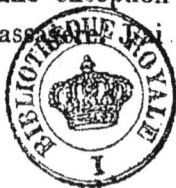

porter par la pensée, à cet ordre de choses qui a toujours existé, et qui subsistera quand tout ce qui est
de l'homme civilisé, et de l'empire qu'il exerce sur le
point qu'il habite, aura disparu pour jamais.

Fin des Notes.

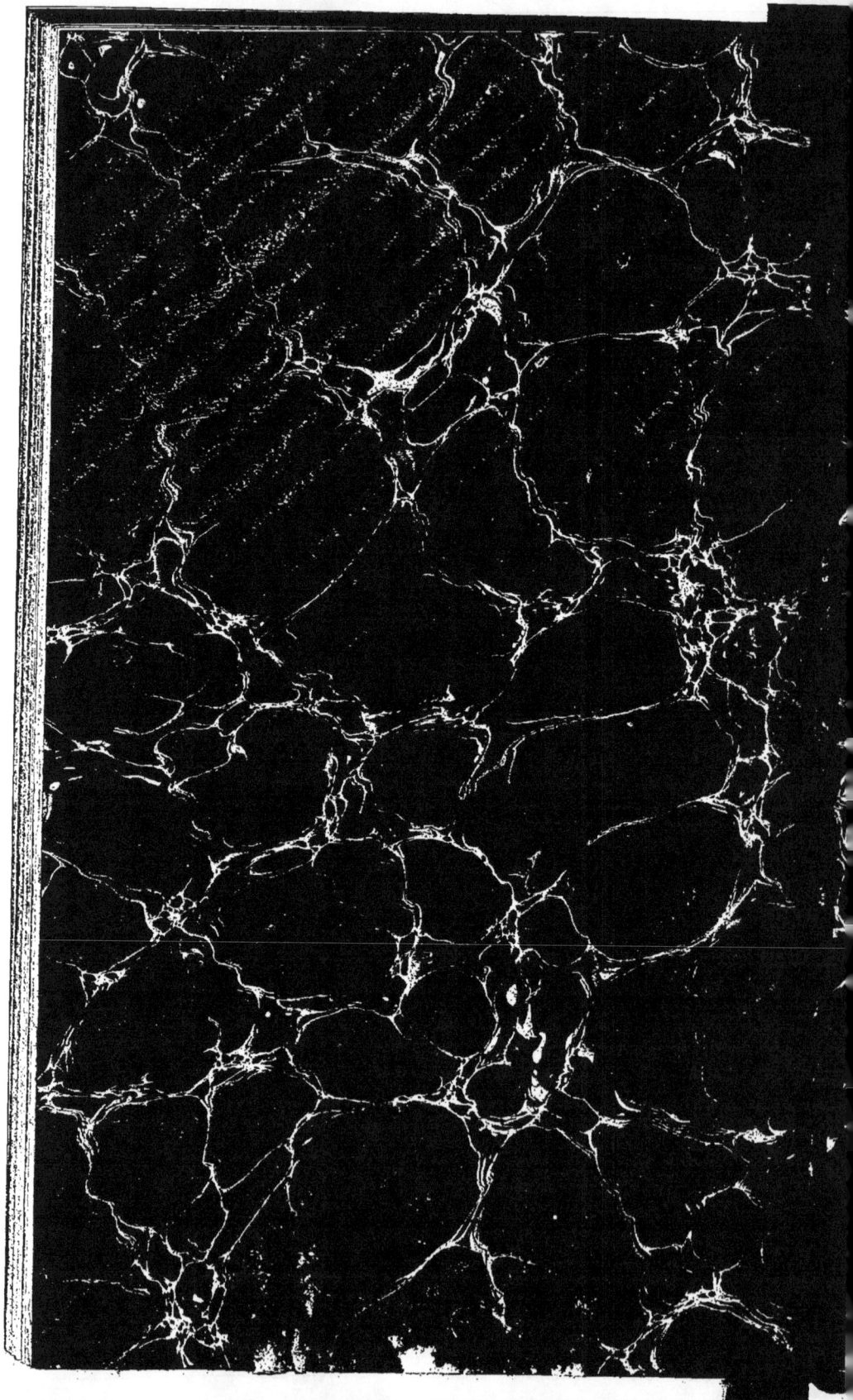

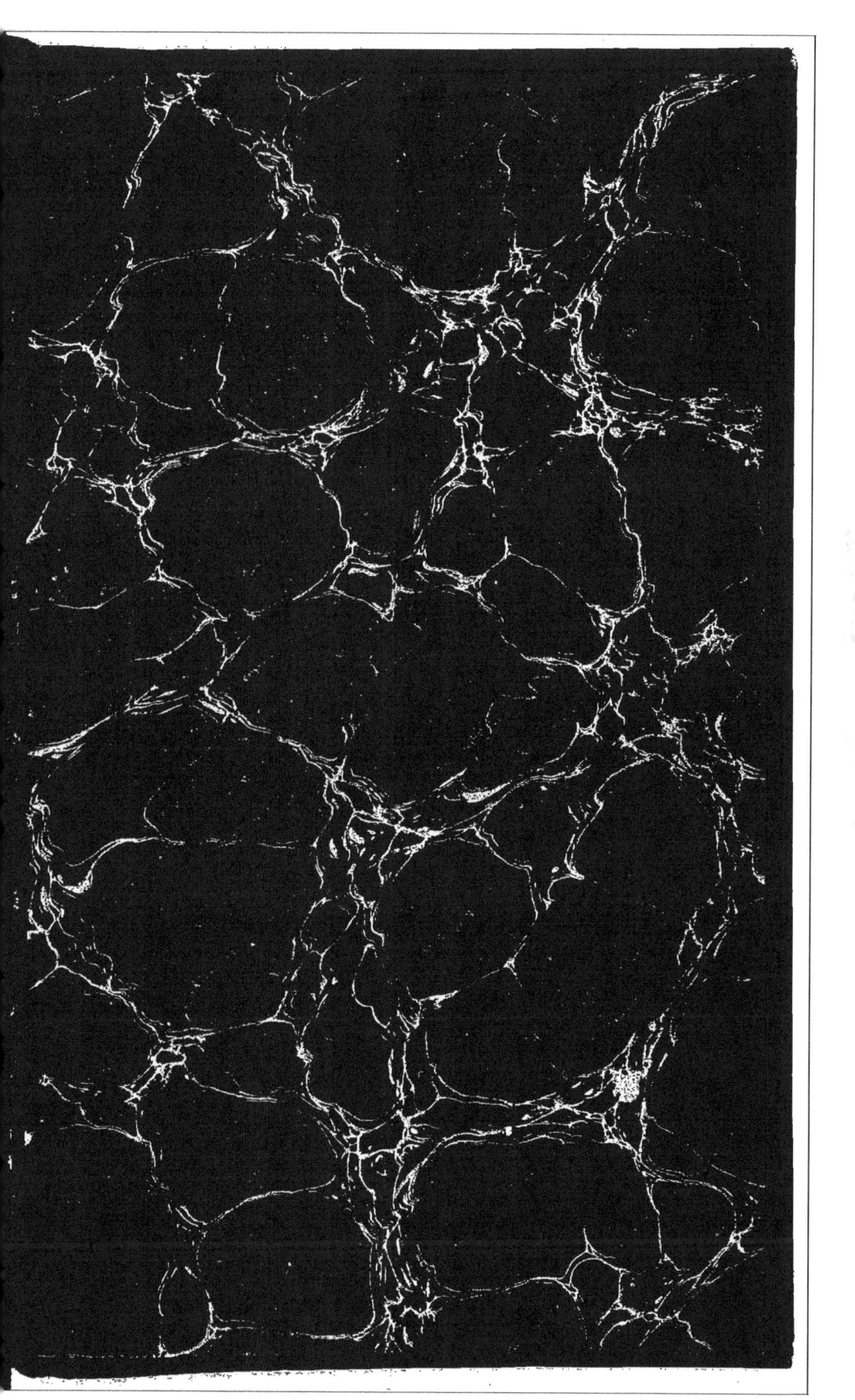

www.ingramcontent.com/pod-product-compliance
Lightning Source LLC
Chambersburg PA
CBHW050610210326
41521CB00008B/1198